看護実践の語り

言葉にならない営みを言葉にする

西村ユミ

新曜社

はじめに

一日に複数回、看護師たちは、決まった時間になるとナースステーションに集まってくる。変則二交代、三交代などと呼ばれる勤務交代時の申し送りや、患者の状態や業務について検討するカンファレンスなどを行なうためだ。

その時間が近づくと、ナースステーションにいる看護師の数は次第に増えてくる。この集まり具合は、申し送りの時間がそこまで来ていることを伝えているようだ。彼らは、カルテを見て記録を書いていたり、その内容を読んでいたり、看護師同士、あるいは医師と話をしていたりする。ナースステーションに留まらずに通り過ぎる看護師も、チラリと時計に視線を投げて、足早にどこかへ向かって行く。「おはようございます」「カンファレンスを始めます」などの声が聞こえたときには、既にみな、ナースステーションの中央に集まっており、すぐさま師長の声が続く。そして、相談を要する患者の状態や経過などが伝えられたり、問題となっている事柄が話し合われたりしていく。こうして病院の中の一セクションである病棟が新たな勤務を開始する。

看護師たちの集まりの脇では、医師たちもカルテやコンピューターの画面、あるいはレントゲン写真などに見入り、患者の状態を話し合ったり、確認をしたりしている。時折、看護師が医師に質問をしたり、確認をしたりすることもある。「これどうなってる？」と問う医師の質問や、けたたましく鳴る電話のベルに応じたりもする。それを予測していたかのように、即座に手を伸ばして受話器が取られる。ナースコールの音が響くと、数人の看護師が同時にそれに応じて立ちあがる。一瞬、その場の空気が大きく揺れたように感じられるほどだ。「ガッチャーン」という物音は、看護師たちを身体ごとそれへと向かわせる。物音が響くのと同時に、数人がナースステーションを駆け出すのを幾度も見てきた。まるで、あらかじめどこから音が響いてきたのかを知っていたかのように、ある部屋へ向かって行くのだ。

このように、申し送りやカンファレンスが行なわれている場は、ある密度をもって伝達や相談がなされる場でありながらも、同時に彼らの志向性は、つねに患者のほうへと向けられ、モニターの音の変化に引き寄せられ、医師たちの問いかけに応じたり彼らに問いかけたりもできる、状況に応じる準備性が働き出している場でもある。

この準備のなされ方は、看護師たちのある種の実践のスタイル、あるいは、実践に向かう態度と言えるのではないだろうか。聞いているというよりも、何かを感知する準備がなされたその状態に、ある変化が起こる。あるいは、状況を把握する、というよりも、いつもつねに網の目のように向けられている志向性が、ある瞬間に一点に収斂していくようにも見える。このような注意の向け方を内包する看護実践を、看護師たちは自らのこととしてどのように経験しているのだろうか。そして、それはいかに語り出され得るであろうか。

そう思いながらカンファレンスで話されることに耳を傾けていると、入院した患者の年齢や性別、疾患名、検査値、予定されている治療が報告され、入院中の患者の呼吸の状態、手術後のバイタルサイン、出血の有無、意識状態などが伝えられ、さらに、入院患者の病室をどこにするか、誰が担当するか、退院のための書類ができているか、医師に確認ができているか等々が相談されている[1]。そうなのだ。看護師の関心は、いつもつねに患者の側の状態にある。そのためであろう、どのように実践しているのか、どのようにその実践を経験しているのかを問うと、看護師たちは、そのように考えたことがなかった、あるいは、それを言葉にするのは難しいと応じる。看護は、患者という他者を志向する実践である。それゆえ、自分自身の感じ方や動き方を主題化する機会は、自ずと少なくなるのだ。

　しかし、これは看護師にのみ見られる傾向ではない。たとえば、臨床医の思考過程を聴き取ったグループマンも、「私が尋ねた現役の医師たちの大半は、興味はあるが、自分たちの思考過程について実際に考えたことはない[2]」と報告している。診療の現場において専門家たちは、自分たちがどのように思考してそうしたのか、何に注意を向けることがその診断を導いたのかを、考えたり言語化したりする機会があまりないのだ。そもそも、私たちの日常的な営み自体が、自分の振る舞いや判断を覆い隠しているのかもしれない。サーサスも述べているとおり、社会の成員たちは「何かをする時に、そもそも、自分たちがどうやっているのかなどということに関心がない。彼らはただ、それをやることだけに関心がある[3]」のである。勤務中の看護師たちもまた、患者の状態の変化や訴え、彼らを援助することに関心を向けているのであり、自分がいかにそれを行なっているのか、いかなる実践として成し遂げているのかに注意を向ける機会はあまり多くないと言えるだろう。それゆえ看護実践は、「言葉にならない技術」として紹介されたりもするのである[4]。

　しかし、これまでの書物や研究でも述べられているとおり、看護師たちは自らの知覚や振る舞い、ケアに関心を向けていないわけではない。また、たとえうまく実践でき、習慣化された自明な営みとなっていたとしても、それらはまったく無自覚になされているわけではない。たとえば、勤務場所を変わったり、しばらく勤務を休んだり、仕事のリズムがつかめずにうまく実践ができなくなったりしたときに、その実践が自覚されたり言語化されたりする可能性がある。[5] あるいは、患者とのかかわりに躓きを覚えたときなどには、自らのかかわり方を顧みざるを得ない。カールソンらは、インタビューによって実践を再現することで、こうした実践に組み込まれた知を浮かび上がらせることができると報告している。[6]

看護師たちの何気ない会話にも、実践の仕方の片鱗が挟み込まれることがある。実際にカンファレンスでも、「不穏になりそうだったので、夜間に何度も訪室してみました」、「痰が多いけれども性状が変わってきたので、自分で出せるように促してみました」、「夜間に急に起き上がって転倒しそうだったので、家族の方と相談をしてみました」、「点滴のルートを抜いてしまいそうな感じがしたので、見えない位置にルートを置いてみました」等々、患者の状態を語るその隙間に、少しずつ自分が感じたことや試みたことを語る言葉が挟み込まれている。あるいは、こうした報告を契機として、勤務中に遭遇したエピソードが語り出されることもある。そして、その試みやエピソードが語られると、他の看護師たちも次々とその患者について見たことや試みたことを加えていく。これらを聞いていると、まるで複数人の知覚や実践の経験を語る言葉によって、患者の理解が編まれていくような感覚を覚える。

このように、看護師たちの語り合いの場には、看護実践の知恵（方法）[7]、つまり〝いかに〟知覚し、実践しているのかを知る手がかりが挟み込まれている。それゆえ、患者に向かっていた関心を、自らの具体的な実践に向け返すことによって、看護実践の方法が語り出される可能性があるのではないか、と考えた。

そこで注目したのが、グループインタビューという方法である。この技法の目標は「ある特定の話題に対して、率直で、日常的な会話を作り出すこと」[8]であり、「それぞれの人々の視点を発見し、また人々に異なった視点を表現することを促す」[9]ことにある。申し送りやカンファレンス、日々の実践に見られる相談や伝達などの、看護師たちの日常的な実践に組み込まれている〝会話〟のその延長に、グループインタビューという〝会話〟を位置づけ、これを試みることで、実践者たちが自分たちの言葉で自らの実践を語り出すことが実現するかもしれない。加えて、他の参加者の実践の言葉に触れること（参加者同士の相互作用）は、彼らが別の視点、あるいはこれまで自覚していなかったり注意を向けていなかったりした経験に自覚的になることを促すかもしれない。そしてそこに、「ある特定のサブグループの日常的知識やものの考え方から得た事柄やトピックを理解[10]」できる可能性が期待できる。

これまで私は、幾つかの病院の病棟をフィールドとして、その場に長期にわたって入り込んで、その病棟の雰囲気を身体化しつつそこで行なわれていることを書き留めたり、一人ひとりの看護師たちの経験を聴き取ったりしてきた。たとえば、遷延性植物状態患者のケアに携わる看護師たちはいかなる経験をしているのか、とりわけ意識障害とされる患者たちとのかかわりに手応えを実感することが、いかなる経験において生じているのかを、上述の方法によって探究してきた[11]。次いで行なった、看護学生や新人看護師を参加者とした調査では、二年余りの継続的な非構造化面接法によって、彼らが病むこととの出会いにおいて経験していることへと接近することを試みた[12]。いずれも、ケアを実践する者が、患者のある種の状態と接することにおいて、何を感じたり経験したりしているのかを問うことをとおして、障害や病いという状態に応じる（理解する）ことが、つまり、障害や病いに手を差しのべるというケアの営みがいかに成り立っているのかを、記述的に開示することを目指した試みである。

本書で取り入れたグループインタビューという方法、言い換えると、看護師同士が自らの経験を語り合うという取り組みは、私にとっては、経験を聴き取る方法であるよりもむしろ、共同して看護実践や経験を言語化する創造的な試みだった[13]。それゆえ本書の序章では、グループインタビューにおいて何が起こっているのか、起こり得るのか、その語りにおいていかなる実践に接近し得るのかを検討することから開始する。これは、グループインタビューそれ自体が何をすることになっているのかを問う試みでもある。

他方で本書は、私自身のこれまでの研究の延長線上に位置づけられる。私は、先に挙げた遷延性植物状態患者の看護ケアの研究、および、看護学生や新人看護師の病いと出会う経験において、現象学、とりわけ〈身体〉の感覚的な次元から、記述によって経験を探究したフランスの哲学者メルロ＝ポンティの思想[14]を手がかりにして研究を進めてきた。その思想は、はっきり言語化することが難しいにもかかわらず確かな手応えを与えてくる経験を、〈身体〉固有の次元（いわゆる前意識的次元）から探究することが可能であることを教えてくれた。この次元の経験は、見る者と見られるものとの二項対立を退けて、知覚すること、感じること、引き寄せられること等々が、それとしていかに成り立っているのかを、事象そのものから捉え直すことへ私を導いてくれた。たとえば、植物状態患者を対象化する手前で既に応答している看護師の経験、あるいは、痛みや苦しみを前にして立ち竦む看護学生の経験の構造を、それが生み出されるように記述することを可能にしてくれた。こうした態度をメルロ＝ポンティは次のように述べる。「記述することが問題であって、説明したり分析したりすることは問題ではない[15]」。ここでの記述は、経験するということ、言い換えると、知覚するという営み自体が、知覚対象と知覚する側の意識（内面）とに切り分けられて、その後に「構築したり構成したりすべきものではな」く、「私のなし得る一切の分析に先立ってすでにそこに在る」、「いつも世界内に在り、世界のなかでこそ」己を知る[16]、そのような世界との関係を、その世界の現われに即して論じていく試みである。

身体固有の次元における営みを手がかりにした看護師たちの患者のまなざし方、応答の仕方、病棟の展望の仕方の記述は、主に、第1部で試みる。グループインタビューという対話の場で、看護師たちは、互いの実践の言葉に触れつつ、自らの実践の仕方を編み直していった。患者の状態が〈見えてくる〉という感覚的経験を入り口にして、彼らは自らの実践へと分け入っていく。

語り合うことをとおして彼らが出会い直したのは、自分たちの実践の源とも言える、印象深い患者との経験であった。十数年から数年前に経験したことに、今でも「引っかかり」を残していたり、それが自分にとっての「しこり」や「傷」となっていたりするのだと言う。しかしそれらは、今の、あるいはこれからの彼らの実践に、その意味を更新しながら働きかけてくる。それゆえ彼らは、グループインタビューにおいて固定された過去の経験を語ったのではなく、今の実践に生きる、過去と未来の交差の中に生まれつつある、あるいは変化しつつある経験を語るのだ。これらは、第2部で紹介する。

終章では、第1部と第2部の記述を振り返りつつ、看護実践がその語りにおいていかに生み出され、かつ、いかなる営みとして理解されているのかを考察する。その際、この営みの特徴が自覚する手前の次元から立ち現われてきていることを、〈見えてくる〉ことを入り口に再検討する。加えて、その実践が空間〈世界〉、時間性、知覚、判断、行為等々をいかに含みもっているのかを議論する。最後に、本書で試みたグループインタビューという方法を、メルロ＝ポンティの中期思想における「側面的普遍」を手がかりに検討する。本書で紹介する実践は、一人ひとりの看護師たちの固有、かつ個別の経験であるが、同時に看護師たちみなの実践や経験として問われてもいた。その「みな」の看護と「個別」の実践との関係を検討することで、本書における現象学的「記述」の特徴と、そこから得られる示唆を論じたい。

何のために、はっきり自覚しないままに営まれている経験を、意識の次元に押し上げようとするのか、という問いにも答えておきたい。そもそも、看護実践という営みは、一人ひとりの患者の状態に応じようとして開始される文脈に依存した実践である。それゆえ、ここで記述された経験に、再現性を期待することは難しい。同じようなことが起こっているからといっても、それを成り立たせる文脈によってその意味は異なる。そのため、自ずと対応も違ってくるのだ。しかしここでは、多様な状況にいかに応じるのかを議論しようとしているわけではない。そうではなく、実践の成り立ち方を知ることで、私たちは自らの見方や枠組みを捉え直し――たとえば、知識や理論に縛られて見失っていることがあったり、見方や実践が幾つかのパターンに陥っていたりしていることに気づき、――また、私たちの実践が何に支えられているのかを知ることにより、これまで考えてきたことをはみ出す意味の可能性に触れて驚くこと、それを期待しているのである。

メルロ＝ポンティは、「世界を見ることを学び直すこと」[17]に、現象学の取り組みの意味を見出していた。私たちの世界の見方、世界との出会い方が変わることによって、それがほんの僅かであってもそこに驚きを経験できれば、そこから新しい見方や実践が生まれる可能性がある。もちろん、いわゆるケアにかかわる専門家ではない方、患者の立場になり得る人や自宅で身近な人の世話をしている方とも、この驚きを分かちもちたい。

先取りになるが、こうした看護師たちの実践やそのつどの知覚は、彼らが能動的に（一方向的に）観察したり判断したり、関与したり行為したりすることのみを意味しているわけではない。彼らの実践は、彼らがまさに手を差しのべようとしている者たちに、その存在に、その状態や呼びかけに促され、応答することによっても成り立っている。実践がともに作られていること、それを互いに知っておくことで、ケアという意味もこれまでとは別様に見えてくるかもしれない[18]。本書は、そうした実践の成り立ちを、具体的な語りをもとに再発見し、創造していくことを目指している。

＊＊＊

本論へ入る前に、本書で取り上げる「看護師たちの語り」が生み出されたグループインタビューについて紹介しておきたい。このインタビューは、「看護実践の為され方としての実践知に関する研究」の一環として、科学研究費補助金（課題番号16791354）による助成を受けて実施された。研究の実施にあたっては倫理審査委員会の審査を受けて、承認を得ている。看護実践の仕方（方法）を探究することを目指していたため、臨床経験年数が十年前後あり、病棟で直接患者の援助に携わっている者を参加者の条件とした。参加者は、中部圏内に位置する約５００床（４００余名の看護師が所属する）の総合病院に配布した募集チラシに応じてくれた六名の看護師（Ａ、Ｂ、Ｃ、Ｄ、Ｅ、Ｆさん）であり、いずれも女性だった。彼らの中には、一時的に別の病院に異動をしたり（Ｆさん）、研修等のために病院を離れたりしていた者（Ｅさん）もいたが、インタビュー実施中は、すべての参加者がこの病院に所属していた。長い期間、この病院で働いているため、Aさん以外の参加者は、他の参加者とある期間、同じ病棟で一緒に働いた経験ももっていた。

インタビュアーの役割は私が担ったが、私にも臨床経験があるため、参加者の語りに促されて、自分の経験を挟み込みながら質問を投げかけることもあった。他方で、看護を経験した者同士が無自覚のうちに共有してしまっていることの言語化も目論んでいたため、経験者であるがゆえにわかってしまうことを、できるだけ具体的に話してもらうように問いかけた。その問いは、もちろん自分自身にも投げかけていた。

調査は平成一六年に開始し、約一年半にわたって四回実施した。三交代勤務をしていた六名が同じ時間に集まるのは難しく、看護師たちの勤務調整の協力によってインタビューが成り立った。一回のグループインタビューは約二時間であり、インタビュー終了後は毎回、みなで食事（宴会）をしながら看護を語り続けた。そのため、一回のインタビューで五時間余りの時間を共有した熱い語らいの場であったことをつけ加えておこう。また、個々人のそれぞれ独自の文脈をもった経験については、別途設定した個別インタビューによって聴き取った。この語られた経験はまとめるそのつど、参加者たちに目を通してもらったり、コメントをもらったりしてきた。したがって、本書は六名の看護師たちと私との共同作業の結晶でもある。

縁あって、このインタビューに次いで行なった研究でも、六名が勤務する病院で引き続き六年間（三年間を二回）の調査を行なった[19]。今振り返ってみると、私にとって次の調査を行なうことは、このグループインタビューで語り合った看護実践や経験とのさらなる対話の機会となっていた。六名のうちの一人とは、次の調査でも再び対話を続けることができた。病院から大学へ勤務場所を変えた者、災害救護活動へ出向いた者、大学院へ進学した者、係長や師長になった者、大学の教員になった者、新しい生命を迎えた者……、いろいろな動きはあるが、彼らとの対話は今も続いている。
なお、本書に登場する看護師はアルファベットで、また患者名は全て仮名で記していることを断っておきたい。また本書では、インタビューで得た語り（音声データから作成した逐語記録）を示しつつ議論を進める。その際、語りの末尾に、グループインタビューの回数（個別インタビューの場合はそれを明記）と逐語記録の頁数を記している。

注・文献

［1］ダナ・ベス・ワインバーグは、米国のベス・イスラエル・ディアコネス医療センターにおいて、病院の再編成が看護師の仕事に与える影響を調査した。その調査をとおして、「看護師が『患者を知る』ことにどのような意味があるかを理解すること」ができたと言う。それは患者と仲良くなったり親しくなったりする、患者との交流やより良い関係を志向したものというだけではなく、一見「ちょっとしたこと」をする中で「患者が治療を受ける上で必要なことや、患者の容態を知るということ」であり、「業務を果たす上で不可欠となる」（51頁）ことである、と強調する。申し送りやカンファレンスが重視されるのは、「患者を知る」あるいは、いかにして知っているのかを確かめ合うためであろう。D・B・ワインバーグ「第2章　些細な事が大きな事へとつながる ― 看護師が仕事をする上で重要になる関係」S・ネルソン、S・ゴードン（編）／井部俊子（監修）／阿部里美（訳）『ケアの複雑性 ― 看護を再考する』エルゼビア・ジャパン、２００７年、44～61頁

［2］J・グループマン／美沢惠子（訳）『医者は現場でどう考えるか』石風社、２０１１年、12頁

［3］G・サーサス「エスノメソドロジー ― 社会科学における新たな展開」G・サーサス、H・ガーフィンケル、H・サックス、E・シェグロフ／北澤裕・西阪仰（訳）『日常性の解剖学 ― 知と会話』マルジュ社、１９９５年、5～30頁（23頁）

［4］たとえば、阿保順子「看護の中の身体 —— 対他的技術を成立させるもの」『Quality Nursing』2004, 10(12), pp.6-12. や田中美恵子（企画編集）「言葉にならない技術の共有・伝達・創発 —— 暗黙知の学際的検討」『インターナショナルナーシングレビュー』2009, 32(4), 12-41. を参照。国外では、P・ベナー、J・ルーベル／難波卓志（訳）『ベナー／ルーベル　現象学的人間論と看護』医学書院、１９９９年; Carlsson, G., Drew, N., Dahlberg, K. & Lützen, K. Uncovering tacit caring knowledge. *Nursing Philosophy*, 2002, *3*(2), 144-151.; Herbig, B., Büssing, A. & Ewert, T. The role of tacit knowledge in the work context of nursing. *Journal of Advanced Nursing*, 2001, *34*(5), 687-695 など。

［5］本書内の看護師たちの経験が、これを示している。

［6］前掲［4］中の論文 Carlsson et al., 2002

［7］シオバン・ネルソンは、パトリシア・ベナーの論じた実践知について、論理的な面を重視していると指摘しているが、ここでの実践知は「倫理」を強調した営みでないことを断っておく。S・ネルソン「第5章　倫理と良い看護師の問題」前掲書［1］。なお、本書が探求する知（知識）は、ガーフィンケルに倣って、看護師たちの「実践」そのものなのである。「ガーフィンケルにとって、知識は『頭のなかに』あるものではありません。むしろ『やること』なのです。つまり知識は、精神論的現象ではなく、むしろ『実践』なのです。」（前掲書［3］、25頁）

［8］S・ヴォーン、J・S・シューム、J・シナグブ／井下理（監訳）／田部井潤・柴原宣幸（訳）『グループ・インタビューの技法』慶応義塾大学出版会、１９９９年、８頁

［9］同書、9頁

［10］同書、33頁

［11］西村ユミ『語りかける身体 —— 看護ケアの現象学』ゆみる出版、２００１年

［12］西村ユミ『交流する身体 —— 〈ケア〉を捉えなおす』日本放送出版協会、２００７年

［13］現象学的研究にグループインタビューを取り入れることに疑問を呈する声もある。この議論については、Bradbury-Jones, C., Sambrook, S. & Irvine F. The phenomenological focus group: An oxymoron ? *Journal of Advanced Nirsing*,

2008, 65(3), 663-671, doi: 10.1111/j.1365-2648.04922.x を参照。

［14］M・メルロ＝ポンティ／竹内芳郎・小木貞孝（訳）『知覚の現象学1』みすず書房、1967年、M・メルロ＝ポンティ／竹内芳郎・木田元・宮本忠雄（訳）『知覚の現象学2』みすず書房、1974年など。

［15］前掲書［14］『知覚の現象学1』3頁

［16］同書、6〜7頁

［17］同書、24頁

［18］前掲書［2］、12〜14頁

［19］この6年間は、循環器呼吸器病棟でフィールドワークを行なった。その成果の一部は、西村ユミ『看護師たちの現象学――協働実践の現場から』青土社、2014年などで、紹介している。

目次

装幀＝新曜社デザイン室

序章　語りを始める

「何の気なしにやっていることを言葉に出して考えてみるっていうのは、面白そうだなと思った」。グループインタビューの開始時、Cさんは参加動機をこう語る。次いで、病棟を異動したばかりのAさんが言葉をつなぐ。Aさんは臨床経験年数が豊富であるため、異動後すぐにリーダー業務などを担わなければならなかった。それゆえ、「何でもやっぱり今はやって経験しないと、やっぱり身につかないしと思って、こういう場でいろんな人の話が聞けたりとか意見が聞けて自分のためになればいいなと思った」ことが、参加をしたきっかけだ。Aさんは新しい状況に応じるためにもいろいろなことを「やって経験」して、それを身につけようとしており、グループインタビューという場で他者の話を聞いたり他者と語り合ったりしながらそれを試みようとしていた。

他者との語らいが自分のためになるかもしれない。それもそのはずだ。病棟などで看護師たちの実践を見ていると、彼らはいつもつねに他者に相談をしたり、伝達をしたり、注意をし合うなど、言葉を交わし合いながら仕事をしている。実際に、急性期病棟で行なったフィールドワークにおいて、「痛みスケール」

を用いているがん患者の痛みの評価について議論されたカンファレンスに参加したことがあるが、その場で看護師たちは、「痛みスケール」という「測定装置をどのように用いるべきか、という方法論的な議論」をとおして、「評価されるべき対象を措定し、分割し、評価のための基準を作り出すワーク」を行なっていた[1]。ここでは、参加者同士の議論がスケールの使い方やそれを用いた評価の基準を作り出す実践となっており、それらは痛みを理解する実践に組み込まれていく。言い換えると、「他者」との議論をとおして患者を理解するための視点が作られる、そのことを看護師たちは日常的に経験し、それを手がかりにして実践をしているのである。その実践の志向性を自分たちの側に向けたグループインタビューでは、いかなる事態が生じ得るだろうか。彼らの関心を、患者の側から自分たちの実践に向け返すことによって、実践者たちが自らの視点から、言語化し難い実践経験を語り出すことができるのではないだろうか。

ここでは、Aさんが動機としても語った、他者の経験を聴いたり対話をしたりすることをとおして実践がいかに語られるのか、またその語りにおいて何が生じているのかを、インタビューの導入部に注目して確認することにしよう。導入部で行なわれることは、その後の語らいを支える地盤になっている可能性があるためだ。

1　事例に垣間見える苦しみへの応答

Aさんは、研究参加への動機に続けて、自分が受け持った患者やその家族とのかかわりの具体例（事例）を語り始めた。それは、間質性肺炎の末期状態にあった患者と、それを見守る家族とのかかわりだった。

患者は既に、今にも呼吸が止まりそうな状態にあり、苦しそうな表情や状態を見ていられない家族が何度もナースコールで、「苦しそうなんですけれども」と看護師に訴えかけていた。しかし、「その苦しそうなのはどうにも看護の力では取ることができない」、「先生も麻薬を使ったらもう呼吸が止まっちゃうから麻薬は使わないと言い」、「看取ることしかできない」状態だった。それに対してAさんは、家族に「呼ばれても何もすることもできなくって、からだの位置を直したりとか、吸引をするくらいしかできなかったんだけれども、それで良かったのかなって思って」と語る。

患者は間もなく息を引きとった。既にAさんは勤務を終えていたが、退院の見送りに顔を出すと、家族がAさんを見て「看護師さん、ありがとう」と言ったのだ。この家族の言葉がAさんに、次の問いを投げかけた。

Ａ　そのときに私は何もしてないのに、そのとき私じゃなくってもきっとその家族にとっては良かったんだろうけど。自分の存在って何なんだったのかなってすごく考えたのが、もうちょっと半年ぐらい前になっちゃうんですけど、そういう事例っていうか、そういう経験があって。自分のあり方っていうのか、看護するって何なのかなってすごく考えた一件でした。うん。（1回目、2頁）

ここでのAさんの語りは、「何もしてない」と思われる自分のかかわりに対して家族がお礼を述べた、それを機に、「自分のあり方」「看護って何をすることなのか」を「すごく考えた」こととしてまとめられるかもしれない。しかし、この語りを丁寧に見ると、簡潔なまとめには収まりきらない経験が見て取れる。たとえばここでは、患者の「苦しそうなのはもうどうにも看護の力では取ることができない」、「呼ばれても何もすることもできなくて」と語られながらも、Aさんはそのとき、「からだの位置を直したりとか、吸引」を試みており、その「くらいしかできなかったんだけれども、それで良かったのかな」ともつけ加えている。それにもかかわらず再びその直後に、「そのときに私は何もしてないのに」と繰り返し、自身の存在や看護が問い直されるのだ。これらの一見矛盾し往還した語りは、具体的な事例をとおしてこそ伝えられる、明示的に語り難い経験を内包しているのではないだろうか。

ここでまず注目したいのは、患者の苦しみ、そしてそれを見ていられない家族のナースコールの語りに続いて、「できない」という行為を示す言葉が語られる点である。これは、患者の苦しみやそれに苦悩する家族の振る舞い自体がAさんに、ある種の行為、つまりその苦しみに応じようとする志向性を発動させていることを示しているのではないだろうか。言い換えると、苦しみをそれとして見て取ること自体が、それに応じようとする行為的な感覚をも内包しているのである[2]。この志向性に促されてAさんは、患者の苦しみを取り除くことはできなくても「からだの位置を直したりとか、吸引」することを試みる。そして、それしかできないが「それで良かったのかな」、と語る。

次いで、ここでの「できない」が、その行為の不可能性を表わしている点にも注目したい。この表現からAさんは、患者の苦しみのうちに、自らのそれへのかかわり方までをも先取りして見て取っていることがわかる。つまり、Aさんは他者の苦しみのうちに、それを取り除く手段（行為）が見えないことまでをも経験しているのだろう。いや、それは単に見えないのではなく、少しでも楽になるかもしれないと思って試みられる自らの行為が見えてくる（実際にそれは試みられた）にもかかわらず苦しみ続ける患者の状態、そしてその苦しみが取り除けないことまでもが先取りできてしまう。こうした経験は、苦しみに応じようとするAさんに、「できない」苦しみを経験させていたのかもしれない。

苦しみに促されて患者のもとへ足を運び、苦しみは取り除けないができる限りのことをする。こうした受動性とそれを足場として能動性が始動する構造において看護は営まれているのであり、それゆえ、そこで経験される困難のうちにかかわり（ケア）の手応えも感じられるのだ。しかし、この実践の仕方やその特徴は、それとしてはっきり自覚されているわけではない。Aさんが自らの実践を家族の言葉に触発されて問い直し始めたのは、それゆえである。

これまでの記述において、事例の中で語られた「すごく考えた」ことの一端を確認してきた。はっきり自覚されないままに志向される苦しみへの応答、それは確かに経験されてはいるが、説明したり言語化したりすることは難しい。ここではそれが、「何もしてない」けれども「それで良かった」と思われる経験として、具体例の語りをとおして表現されていた。

2　ただ一緒に立っている

Aさんの事例の語りに対して、私は「よくよく考え直してみると何もしてないわけでもないし、かといって何か特別なことをしているわけでもないと思うんだけど」と言葉を挟み、実際に何をしているのかを問うてみた。この問いかけは、インタビューへの参加動機の語りから話をそらしてしまうことにもなったのだが。これに応じるようにAさんは、「やっぱり亡くなるとき」と添えて、先の事例ではなく、昨日（1回目のグループインタビューの前日）の夜勤で経験した一人の患者をめぐる出来事を語り始めた。

その患者は90歳代の女性であり、肺がんの末期状態にあった。彼女は、次第に顔色が悪くなり呼吸も乱れ、家族はそれを泣きながら見守っていた。その傍らでは、何もできずにいる就職一年目の看護師（新卒）が家族のそばでただ一緒に立っていた。その様子をAさんは、次のように見ていたという。

Ａ　（家族は）やっぱり身内が亡くなる場面ってすごい見ていられないのプラス、やっぱり怖かったんだろうなと思うんですよ。（略）本当に看取るだけだったんで、ナースも何にも触らなかったんですけど。（略）やっぱり亡くなる人を目の当たりにしているその怖さっていうか、そのときにきっとたとえ新卒さんでも、そばに同じ部屋にいてくれれば、それが安心っていうか、なんか大きい存在なのかなってちょっと、昨日そんなことを思ったんですけど。その子も何をするわけでもなく、ただ一緒に立ってただけなんですけど。それはそれで私たちはすぐさっと帰ったんですけど。でもそういうことだったのかなと思って。やっぱりわからないから、何がどういうふうに入って死んでいくのかっていうのがやっぱりわからないし、そのときにやっぱりそばに誰かいて欲しいっていうか、そういうことだったのかなって、ちょっとそれは昨日考えたんですけど。（1回目、3頁）

続いて語られたこの事例も看取りの場面であった。ここで家族にかかわっているのは新卒であり、「その子（新卒）も」「やっぱり」、患者とその家族の傍らで「何をするわけでもなく、ただ一緒に立って」いた。

この語り方から、Aさんはこの新卒が、先の事例の中の自分と同様の経験をしていたと見て取っていたことがわかる。それはいかなる経験であったのだろうか。

ここでは、Aさんの「私たちはすぐさっと帰った」という語りに注目したい。この言葉は、「何をするわけでもなく、ただ一緒に立って」いた新卒を残したまま帰ったこと、つまり、先輩であるAさんたちは、新卒が今にも亡くなりそうな患者やその家族の傍らに立ち続けているのを見ていたにもかかわらず、勤務を終えたため先に帰ったという事実を伝えている。この事実から、新卒が「ただ一緒に立っていた」その事態のうちにAさんは、亡くなる患者を家族が看取っているというその状況への新卒の応答という志向性を見て取っていたのだ。それだからこそ、新卒に次の勤務者と代わることを求めずに、あえてそのまま残して先に帰ったのだ。

状況への応答としての一緒に立っていること。これはさり気なく出来事の語りの間に挟み込まれ、苦悩する他者のそばにいる新卒の応答性への応答、つまり、それへのAさんの理解として語られていたと言えるだろう。

このようにAさんは、事例の中で起こっていたことを、自分と新卒とを対比させて分析したり説明したりして示そうとするのではなく、自らが経験していたときには自覚していなかった志向性を、新卒の振る舞いのうちに見て取り、同時に、新卒の応答を生み出した家族の「亡くなる人を目の当たりにしているその怖さ」、「やっぱりそばに誰かいて欲しい」という気持ちを浮かび上がらせる。その志向性がAさんを、家族のお礼の意味、つまり看護師の存在や看護をすることの意味を問うことへと促し、それへの気づきが「そういうことだったのか」という納得を生んだのだ。

ここでもう一つ注目したいのは、Aさんの「ずっと考えていた」ことに一つの理解を与えたのが、新卒という他者の振る舞いであったという点である。自覚し難い自らの志向的経験は、他者のある状況への応答としての志向性に触れることによって、自らの経験の意味として気づかされる。

3　いつもと変わらないケア

このAさんの「今の話」に触発されて、「それとは別に」自分が経験した「最近、亡くなっちゃった患者さん」のことを語り始めたのはCさんだった。その患者さんは、骨髄移植後に呼吸器合併症を発症したため人工呼吸器をつけて呼吸管理をしていたが、回復しないままに亡くなった。

C　コミュニケーションが取れないし、器械（人工呼吸器）につながれている状態のところで家族の人がついてるんですけど。（略）話しかけてあげようと思っても話しかけられないし、手を出そうと思っても器械があって怖いしっていう状態で。そういう状況の中で、でも何かそばにいなきゃいけないっていうか、いてあげたいんだけど、何をしてなきゃいけないかわからないその家族を見たときに、やっぱり何か手の出し方とか、「器械につながれちゃって返事はしないけど声は聞こえてるんだよ。だから声をかけてあげてね」とか、そういうこと言ってあげたらすごくほっとされたみたいで。そばに行って手を握って、応えはないけど話しかけてっていうことをやって。で、その最期亡くなったときに（略）、「あのときにそういうことを言ってくれたから良かった。ありがとう」って、そのお母さんから言われて。とにかく何かわからない状況のところで、私はそれに対して何をしてあげたっていうふうに思ってなかったんだけど、何て言うんだろうな、わからない状況の中で少しでも支えになってくれる人っていうか、（略）何となくいてくれるだけで何か心が安心っていうか、そういう存在を求めてたのかなっていうふうに思いました。（1回目、4頁）

この事例でCさんが語り始めたのは、家族の状態だった。呼吸器をつけて、話をすることもできない状態にある患者の傍らに付き添う家族。Cさんには、その家族が「そういう状況の中で、でも何かそばにいなきゃいけないっていうか、いてあげたいんだけど、何をしてなきゃいけないかわからない」ように見えていた。そして、そのような「家族を見たときに」という言葉に続く語りが、「やっぱり何か手の出し方とか（略）そういうことを言ってあげた」であったことから、Cさんには家族の状態が、声かけなどの応答が求められる状態に見えており、そう見たときには既にそれを始動していたと言える。

ここで語られた内容は、先のAさんの事例と同類であるが、Cさんは同じであることを説明してはいない。看取りのときのケアを家族に感謝されたが、自分は何をしたとも思ってなかった。それゆえ、その感謝の言葉に背を押されるように自分のかかわりの意味を考え始めたという語りは、Aさんの経験をなぞったものである。Aさんと異なっているのは、「とにかく何かわからない状況のところで、私はそれに対して何をしてあげたっていうふうに思ってなかった」と語りながらも、自ら患者の家族に言葉をかけたその内容がまず語られ、それが「いてくれるだけで何か心が安心っていうか、そういう存在を求めてたのかな」と意味づけられている点である。この彼らの傍らに身を置く看護師の存在、そこで行なっていたことを問い直すことは、AさんにおいてもなされていたCだからこそ、ここでCさんは看護師である自分が看取りのケアを行なっていたことを主題化して語ったのであり、この語りは家族と一緒にいることが「そばに誰かいて欲しい」という家族の気持ちに応じたかかわりであったというAさんの語りを肯定したものになっている。同時にそれは、Cさんにとって自らが実践したことの理解の更新にもなっていた。語りをとおした自らの実践の理解の組み換えは、同時に他者への応答にもなり、他者の理解を肯定することにもなっている。

このCさんの語りにAさんが応答する。

A　家族の人が、もう反応がなくなりかけている患者さんをもうその人自身じゃないっていうふうに見てるときに、看護師が入ってきて、いつもと変わらない、日常と変わらないような声かけとか、あとケアしているのを見て、その人自身はまだここにいるんだよっていうことを家族が感じるのかなっていう気はしますけど。(略) たとえば返事がなくても「お熱測りましょうね」とか「血圧測りましょうね」とか、あといつもと変わらない対応をしてくれる看護師を見て安心するっていうか、そういうのもあるかなっていう気はしますけど。(1回目、4〜5頁)

先にAさんは、新卒の看取りの振る舞いを見て、「そばに同じ部屋にい」ること、その存在の意味を納得したように語った。この、患者の状態やある状況への応答の現われである「そばにいる」ことがここでは、「いつもと変わらない、日常と変わらないような声かけ」「ケア」「対応」と意味づけ直される。何もしていない、そばにいるだけという実践は、それに重ねるように語られる他者の経験に触れることをとおして、自らが当たり前のように行なっている「日常と変わらない」ケアであったことに、Aさんは気づかされた[3]。特別なことは何もしてないが、返事をすることができなくなった患者にであっても、それまでどおり言葉をかけながら熱や血圧を測る。当たり前のように、そうしているのである。その実践が、既に応答できない状態にある患者を、これまでと変わらないその人としてここにいることを示しており、家族にとってはそれが、安心の支えとなっているのかもしれない。Aさんにとって自分の日常実践を再発見することは、このように、家族（他者）の視点から自分の振る舞いを理解することでもあった。

4　その一言、その動作ひとつ

Aさんのこの経験に続いて発言したのはEさんだった。Cさんと同様にEさんも、自分がかかわった「別の人（患者）」との経験を語り始めた。

Ｅ　何か別の心臓で入ったんだけど。（略）そのときに、もう本当にいつ呼吸が止まってもおかしくないような状態だったんですけど、一応行って、見直して、（略）一応「今は酸素の値も落ち着いているし、血圧もちょっと低いけどこの値でずっと安定しているから大丈夫だからね」って言って。やっぱりその言葉とか「ああ、そうですか」って言って、出て行った直後にもし（酸素の値が）下がってると「看護師さん」って感じだったんですけど。でも、やっぱりその一言とか（略）。でもその「大丈夫だよ」っていうのプラス、「やっぱり本当に悪くなったときはもうおしっこも出ないし、これだけ体もむくんでて、決して今はいい状態じゃないし、今はいつ何があってもおかしくないし」って言って、その現状はやっぱり言っていかないといけないのかなっていうか。そういうことでパニックになっちゃうかもしれないけど、でもそこを受け止めていかないと家族もその患者さんの死っていうのを受け止められないのかなっていうか。その言葉ってすごい大きいんだなっていうのは思いました。（1回目、5頁）

この話に続けてEさんは、その患者の部屋に何かの用事でやって来た若い看護師の、「家族が心配して（略）言ってきたこと」に対する「『そうですね』って言ってさらっと出て」行ってしまった応対を見て、「ああっ」て思った、「こういう家族に、（略）こんな言い方でいいのかな」、「少し何かしたことできっと気持ちも変わったのかな」と思ったことを語る。その語りをとおして、だから家族が、「その一言とか、その動作ひとつとかっていうのに、すごいどういうふうに思うのか」、「どういうふうに私たちを見てるのかなっていうのはすごい知りたい部分」であると、新たな関心と問いをもち始めたことを加えた。

ここで再び繰り返されるのは、「別の人」、「事例」に関する語りである。Eさんも、Cさんと同様、あえて「別」と断り、その例もやはり看取りのときの、家族が命を絶やしつつある患者の状態を心配して看護師を呼び続けるという状況である。しかしEさんが語ったのは、何もしないことではなく、家族への「大丈夫」という言葉かけと、それに加えて命の厳しい状況であることを「言っていかないといけない」ことであった。これまでの文脈から、日常的に行なっている患者の状態の確認やその説明、家族へのちょっとした言葉かけ、家族が患者にかかわれるように促すこと等々は、特別なこととはされていなかった。しかし、家族にとっては「その言葉って、すごい大きい」ことなのだと思われた。そのことが、この場において語られつつ再発見されたのである。

これと対比して語られたのは、一言応じてさらっとその場を去った若い看護師の振る舞いである。Eさんはその対応を見て「こんな言い方でいいのかな」と思ったと言い、同時に「少し何かをしたことで、きっと気持ちも変わったのかな」と「ちょっと思った」と言う。この語りは、日常的なケアは決して「さらっと」対応することではなく、患者の苦しみや家族の動揺への応答として、その状況に留まって関与しようとする志向性を宿したものであることを浮かび上がらせている。つまりEさんは、若い看護師の対応を疑問視することで、これまでの二人の語りを肯定しつつ、それを自らの経験に組み込んで語り直していたのである。

これらを介してEさんが辿り着いたのは、「その一言とか、その動作ひとつとかっていうのに、すごいどういうふうに思うのか」、家族が「どういうふうに私たちを見ているのか」を知りたいという関心である。ちょっとした一言、言うべきことは、家族に様々な意味をもって理解される可能性がある。このように、自分たちの振る舞いを問い直すことは、同時に、それがいかに見られているのか、という他者の視線をも含みもつものとなるのである。これは、Aさんが「いつもと変わらないケア」を再発見したとき、同時に見出した視点でもあった。

こうした語りを介して、参加者である看護師たちは次第に自らの実践の仕方へと話題を焦点化させていった。

5　インタビュー導入部で何が語られたのか？

インタビューの開始時に、複数人の看護師によって看護実践はいかに語られ、同時にその語りにおいて何が行なわれていたのだろうか。

ここで最初に注目したのは、研究への参加動機を問うた際にそれに応じるのみではなく、参加者の一人であるAさんが自分の経験した事例とそこで浮かび上がった問いを語り、それに触発されるように他の参加者たちも、自分が経験した事例にその問いを織り込みつつ語り継いでいったことである。その事例の語りでは、患者の苦しみや苦悩などへの応答が、それとして自覚されるのに先立って始動しており、その応答に促されるように行なった患者の体の向きを換えたり吸引をすること、それが一方で何も「できていない」と言われながらも、他方で「それで良かった」という看護の手応えとして意味づけられていた。その手応えは、身内が亡くなる場面を見ている家族の気持ち（怖さ）に引き留められて一緒にその場にいること、あるいは呼吸器をつけた患者に家族が接したり話しかけたりできるように言葉をかけること、さらには若い看護師のさらっとした対応への違和感として、他の参加者たちの経験の語りに、それとして説明されないままに引き継がれていた。同時に、その語りの中でAさんの問い、つまり一見何もできずに一緒にいる看護師の存在やそうした実践が何をすることなのかが捉え直され、看護実践の意味が更新された。

ここでの経験の語り継ぎ、実践の意味の更新は、複数の看護師たちの語り合いのうちで達成され、それ自体が他者の経験の理解を示すものでもあった[4]。そうであればこの語り継ぎは、「他者と私とのあいだに共通の地盤が構成」される「対話の経験」でもあると言えるだろう。[5] メルロ＝ポンティによって述べられたこの「構成」は、グループインタビューにおいて、語り手自身にもはっきり自覚されないままに経験の語り方に内包される。つまり「共通の地盤」は、その語りの外側に作られるものではなく、先に語られた経験（事例）に重ねるように自らの経験を語る、そこに埋め込まれている患者やその家族の苦しむ状態への応答、その志向的経験の語り継ぎとして構成されているのである。語ることそのものとして「構成」が起こる、その動的な営みのうちに「共通の地盤」が編み込まれていくのである。事例の語り継ぎは、この「共通の地盤」を語る（構成する）実践としても位置づけることができるであろう。彼らはそれを、初回のインタビュー導入部で実現したのだ。

このグループインタビューに参加した六名の看護師たちは、別々の六つの主体、あるいは六つの主観として個別の経験を語ったわけではないことがわかる。確かに、参加者の一人ひとりは「別の」患者とのかかわりを経験しており、それが語りにおいても示されている。しかし、別の患者とのかかわりの語りが、他の参加者の語りを促し、その語りのうちに自覚し難い志向的経験が編成されつつ引き継がれていた。そして、この引き継がれた語り自体のうちに「共通の基盤」が編み込まれていく。その動的な営みが示しているのは、語り（関係）が生成される、その現われこそが一義的であり、その極である一人ひとりの語り手は、その語りをとおして何ものかになるということである。[6] それゆえ、互いに語り合うことをとおして紡ぎ出された経験は、関係そのものとしての現われ（語り）としてこそ問われなければならないであろう。そしてそうであれば、一人ひとりの経験は、個別の主観の内部に溜め込まれたものではなく、既に他の経験を反映した「関係」[7]として位置づけられる。

他方で、そうだからと言って、この六名を一つの集団と見做し、その集団の主体の語りをあらかじめ前提して、実践を記述しようとしているわけでもない。そもそも六人が一つの主体として語りが進められているのであれば、語り手である一人ひとりは存在の意味をなくしてしまう。特に、他者の経験との類似や差異に触発されて、経験が生成されてくるということ自体が成り立たなくなる。ここで問題になっているのは、参加者である看護師たちの一人ひとりが、独立した主観なのではなく、他者の言葉に促されて経験を更新していくという点である。その意味で、語りは他者の視点を孕んでいるのである[8]。あらかじめ主体を想定したり、経験に枠組みを与えたりせずに、こういった営みがいかに成り立っているのかを、具体的な語りを手がかりにして詳細に記述することにおいてこの特徴が浮かびあがる。

続く第1部においては、ここで記述した語りのあり方を地盤として、看護実践がいかになされ、編成されているのかを記述していく。

注・文献

[1] 前田泰樹・西村ユミ「『メンバーの測定装置』としての『痛みスケール』――急性期看護場面のワークの研究」『東海大学総合教育センター紀要』2010, *30*, 41-58, p.55.

[2] M・メルロ＝ポンティ／竹内芳郎・木田元・宮本忠雄（訳）『知覚の現象学2』みすず書房、1974年、222頁

[3] 「ちょっとしたこと」の重要性は、ワインバーグによる社会学的な調査によっても見出されている。D・B・ワインバーグ「第2章　些細な事が大きい事へとつながる――看護師が仕事をする上で重要になる関係」S・ネルソン、S・ゴードン（編）／井部俊子（監修）／阿部里美（訳）『ケアの複雑性――看護を再考する』エルゼビア・ジャ

パン、2007年、44～61頁
[4] 同じ時系列の形式を共有している最初の物語に続く物語は、「最初の物語への理解(や共感)を示しつつ、自らの物語を正当化していくことのできる第二の物語」であると言われてもいる。前田泰樹「遺伝学的知識と病いの語り――メンバーシップ・カテゴリー化の実践」酒井泰斗・浦野茂・前田泰樹・中村和生(編)『概念分析の社会学――社会的経験と人間の科学』ナカニシヤ出版、2009年、41～69頁
[5] 前掲書[2]、219頁
[6] 鷲田清一『現象学の視線』講談社、1997年、142頁
[7] 浜渦辰二「訳者解説」E・フッサール/浜渦辰二・山口一郎(訳)『間主観性の現象学――その方法』筑摩書房、2012年、533～552頁
[8] 前掲書[2]、219～220頁

第1部　駒に追いつくように動く

多くの患者たちが治療を受けつつ療養生活をしている病棟において、看護師たちは、患者たちの傍らで彼らの訴えや苦悩に耳を傾けつつも、命の危ぶまれる状況を発見してそれに対応したり、治療前後の変化を観察したり、療養生活を整えるなどの援助を、その状況に即して行なっている。彼らは、一人ひとりの患者にかかわりながらも、別の患者に何事かが起きたときにはすぐさまそこへと注意を向かわせ、何らかの対応をする。彼らが、背中にも眼をもっているように動くのは、医療現場ではつねに多くのことが同時に求められるからであろう。

しかし、看護師たちが、実際に何をどのように見て取ったり、感じたり、それとともにいかに動いているのかは、当の行為者でさえ十全に説明することは難しい。病棟に赴いてからそこを後にするまでの間、つねに進行していく状況の中に身を置いているため、それを一つひとつ振りかえること自体が現実的でないとも考えられるが、専門家の実践は、一つひとつの行為や思考がはっきり意識化されないままに、あるいは意識化とは別の次元でそれを知りながら行なわれているとも言われている。たとえば、専門家の認識論や知恵を探求しているショーンは、「熟練した実践を無意識のうちに行なうほとんどの場合、先行する知的操作からは生まれないある種の知の存在を示すこともまた事実である」[1]と述べている。
そこで第1部では、実践家である看護師のもとに、つまり実践を複数人で語る看護師たちのその経験の内部に視点を置き、彼らがそこからいかに状況をまなざしつつそれと関与（行為）しているのかを記述することを試みたい。

注・文献

[1] D・ショーン／佐藤学・秋田喜代美（訳）『専門家の知恵——反省的実践家は行為しながら考える』ゆみる出版、2001年、79頁

第1章　〈見えてくる〉という実践

勤務のためにナースステーションに足を踏み入れるや否や、看護師たちはカルテなどの記録を捲ったり、気がかりな患者のもとへと足を運んだりするなど、様々な動きを開始する。彼らは、まだ前の勤務者から引き継ぎを受ける前に、何かに押されるように患者の、あるいは病棟全体の状況へと触手を伸ばし始めるのである。

たとえば彼らは、病棟をぐるりと巡るだけで、これからの勤務の状況が大まかにわかると言う。さらに、患者と接したり病棟を行き来したりする中で、その場で求められる何かが〈見えてくる〉と言う。「見える」ではなく〈見えてくる〉と語っていることから、彼らは、眼で対象物を見るという視覚の働きではなく、それとは別の次元で何かを見ていると考えられる。[1]この〈見えてくる〉という経験は、実践においていかに成り立っているのだろうか。

1　大丈夫を感じる

看護師たちが、序章で紹介した事例の語り継ぎの後にまず話題にしたことは、病室に入ったとき、何かを観察したり患者の訴えを聴いたりする手前で既に、そこから醸し出される「雰囲気」を感じるという経験である。この雰囲気は、それを意識的に感じようとして入手しているのではなく、病室に入るや否や感じられてしまう。しかし、それがいかなる経験であるのかを説明することは難しい。

「雰囲気」について語り合う中である看護師は、「空間かもしれないです」「たとえば、（略）六人部屋に入ったときに、一人の（患者の）業務はするんだけれども、他の五人のことも何となく感じながら仕事はしますす」と感覚を探りながらこれを伝えようとした。この言葉を機にAさんは、体温や血圧の変化を確認する「検温」のために、ある病室に入ったときの経験を次のように語った。

Ａ　その六人いたときに、「ああ、あの人咳してるな」とか、「こんなこと言ってる」とか、そういうのが耳に入ってきて、検温してるとき、咳はしてなくても「普段この人、咳してたんだ」とかそういうふうに頭に入れておかないと、やっぱりその人見えないから、（略）大部屋だったら入ったときにそういうふうに、きっとどこかで自分の頭が動いているんだろうなって思うんですけど。（1回目、7〜8頁）

Aさんは、一人の患者の検温中も、別の患者の「咳をしている」という事実や話している言葉が「耳に入って」くるという。それらの情報を聞いているというのではなくて、相手のほうからやってくることを表わす「入ってくる」という表現でそれは語られる。他方で、その同じ文脈において、そのとき患者が咳をしていなくても普段の「咳してた」状態を「頭に入れておかないと」と言うように、自分の側からそれを取り入れようともしている。

これらの語りより、ある場に入った刹那に、あるいは一人の患者と話をしているときでさえも、看護師たちは、その場ないし別の患者のほうから何かが入り込んでくるような感じを覚えていると言えるが、それは感覚受容器に届くに任せた受動的な営みではない。何かが「耳に入ってくる」こと自体が既に、単に音（声）が鼓膜を振動させるという、すべての音を均等にすくい上げることではなくて、ある意味として現われてくるのである[2]。さらに、目の前の患者とかかわりながらも、同じ病室にいる、自分の背後にいる「あの人」「この人」のことを「どこかで」思い巡らしていると語るその言葉から、ある次元で背後にも注意を向けていると言える。つまりこの語りでは、ある意味として「入ってくる」という受動性のうちに、それとともに、何らかの能動性も働き出しているのである。

その営みは、決して自覚的に行なわれているわけではない。「きっとどこかで自分の頭が動いている」と語っているように、Aさんは自分の頭の働き（思考）のことを言いながらも、その営みを自分の働きのみに還元してしまえずに、「きっとどこかで」という言葉を添えているのである。その自身の営みは、Aさんのみに限局できない「どこか」で働き始めており、それゆえ意識的に自分で考えているとは断定できない。が、Aさんの頭がそのように働いていること自体は事実なのである。「雰囲気」は、そのような働きのうちで生み出されつつ感じ取られていると言えるだろう。

この「入ってくる／入れておく」感じは、他の看護師たちによって、もう少し具体的に語られている。

B　オペ（手術をした）患者を観察するときが一番わかりやすいのかなと思うのは、経験積んでくると、（病室に）入ってきた瞬間に全体を見て、まず全体を見て、大丈夫か大丈夫でないかっていうのを感じ取るでしょう。で、血圧とか測りながら、パーツで見てないんです。全体で見てる。やりながら全部を見てるんだけど、学生とか新卒とかが行くと、血圧って言ったら血圧、熱って言ったら熱、あとおしっこを見てくるのを忘れるとか、パーツで見てくる。

私　全体を見るときに、たぶん全体っていうのは一番言葉にするのが難しいと思うんですよね。どういうふうに見てるのか。

B　向こうから入ってくるっていう感じかな。（略）なんだろう、情報というか環境というか、して欲しいことが向こうから入ってくるっていう感覚ですかね。感じるっていうのか。（1回目、8〜9頁）

Bさんは、手術後の患者の状態を把握する際に、血圧の値などを一つひとつ確認しているのではなくて、血圧を測りながらも注意を向けているのは「全体」であり、そこから感じ取っているのは「大丈夫か大丈夫でないか」という感覚であると言う。ここでも、「全体を見る」という能動的な働きのうちに、「感じ取る」「向こうから入ってくるっていう感じ」という受動性が表現される。[3] 加えて、この「入ってくる」ことが「情報というか環境というか、して欲しいこと」であると語られていることから、「患者を観察する」とき入ってくる「全体」は、「情報」や患者を取り巻く「環境」という次元に留まらず、「して欲しいこと」、つまり、その患者の状態が求めていることをも含みもっている。言い換えると、全体が見えてくることは、患者の側から受動的に入ってくることだが、それは単なる情報なのではなく、その患者の状態が欲しているることであり、その患者の何に応じなければならないのかをも含めて感じられたときに経験されるのである。さらに言えば、この応じなければならないことが、「大丈夫か大丈夫ではないか」の判断の土台となっているとも言える。

この「大丈夫か大丈夫でないか」「何かあるな」という感覚的経験は、見るべき何かへと看護師の注意を焦点化させていく。

D　全体を見た後で顔を見て、「あ、ますます大丈夫」って、「あ、ますますやばい」とか。で、大丈夫なら大丈夫だし、顔を見て「やばそうだ、何がやばいんだろう」みたいな。「それじゃあとりあえず血圧？」とか、「脈は触れる？　測ろうか」とか、「お腹みようか」とか、何か全体から焦点化されていくような感覚がすごいありますよ。（略）

B　だから、測りながら「ほら大丈夫、大丈夫でしょ」って言う。おしっこが多少出てなくても、「大丈夫、それは出るから」なんて。（1回目、9頁）

Dさんの語りを見ると、病室に足を踏み入れた刹那に入ってくる、その患者の状態が「大丈夫か大丈夫じゃないか」という感覚は、患者の何をどのような順序で確かめていくのかを決めている。たとえば、いわゆる医学的な情報である脈拍数や血圧値、尿の量という数値は、それ自体が患者の状態を判断する直接的な情報となるよりも、むしろ「大丈夫」という感覚に裏打ちされることによって意味を成しているようである。言い換えると、「大丈夫」が医学的情報の地平となり、全体の展望のなかでそれらに意味を与えているのである。また、「おしっこが多少出てなくても、「大丈夫、それは出るから」」と確信できるのは、尿の量を見る前に入ってきている「大丈夫」という雰囲気に、その先（未来）に起こり得る「尿が出る」ことまでもが内包されているためであろう。「大丈夫」か否かという判断には、時間の地平が拓かれている。しかしDさんが、「逆に、自信がもてないときもある」と断っていることから、彼らは「大丈夫」という感覚だけに頼っているわけではない。そこから焦点化を始めているのである。

2 雰囲気を察する

「大丈夫か大丈夫でないか」は雰囲気として感じられると語られたが、既に触れたとおり、この雰囲気は患者とじかに接したときにある種の時間性としても経験される。

E　たぶん検温しているときも、自分の担当（患者）が三〇人くらいいて、一時間の間に三〇人回ってくるときに、あらかじめカルテを見て、ここに焦点を絞って、この辺はやっぱり、ここの人とここの人は何となくちゃんと回ってきたほうがいいかもしれないなっていう、カルテを見た事実もあるかもしれないですけど、その場に行ったときのその人の顔とか、何か雰囲気を察して、「あ、この人、今日何か話をしたら、何かいろいろと聞けるかもしれない」とかっていうのはあります。

私　何か具体的に思いつかないですか？
E　具体的に？
B　タイミングってあるよね。でも話を聞くタイミング、今じゃなきゃダメだって思うときあるよね。なんだ、第六感じゃないけど「今」って思うときがある。（1回目、10頁）

Eさんも語っているとおり、「あらかじめカルテを見て、ここに焦点を絞って」「ちゃんと回る」人を定めている可能性もあるようだが、むしろ「その場」「その人の顔」「雰囲気」から、その人と話すことによって「いろいろ聞けるかもしれない」ということを感じている。「話したら」という看護師の側の関与から始まっていることから、ここでの雰囲気は、話しかけることによる相手の応じ方という、先取りされた応答までもが内包されている。

ここで注目したいのは、単にその人の「顔」に限定せずに、その「場」と言っている点である。それは、雰囲気が相手の顔に収斂されない、「その場」自体が関与している事柄であるためであろう。「その場」は、一方で患者がいる場であるが、他方で、看護師が入っていって形づくられた場である。そうであれば、「その場」は既に、患者の状態や看護師の感覚というどちらの極にも還元できない、いわば両者の関係自体の現われであり、さらに看護師はその自身を含む場を雰囲気として感じるのであるから、これを対象化して言語化するのは難しいのである。

またそれを具体的な例として思い出してもらおうとすると、雰囲気は「タイミング」という時間性を孕んだ言葉に置き換えられた。話を聞くタイミングが、「今じゃなきゃダメだ」と思うのだ。これとまったく同じ経験をDさんも語っていることから、[4]看護師たちは、この「今」を見極めることを重要な実践と考えている。が、そもそも「雰囲気」自体が、個人に還元できない感覚、言い換えると、感じている側もそれを構成している感覚であり、それが「タイミング」を見極めさせるのであるから、この「今」も、両者の関係から生まれた時間性であり、患者とじかに接しなければ見出し得ない。

この患者とじかに接することによって感じられる雰囲気、そして時間性は、それとしていかに意味を生成しているのだろうか。Cさんは、この受動性に支えられた能動性と場という空間、そして時間性を孕んだ「雰囲気」「タイミング」とも言い換えられる経験が、患者のもとで次のようにまとまりをもつと語る。

C　何かいろんな、患者さんごとのデータがワーッて入ってくるじゃないですか。検査結果であったり、いろんなことが入ってくるんだけど、自分の中では意識してそれをどうだからって見なくても、無意識に忘れちゃってるようなところでも、何て言うのかな、その患者さんのところへ行くと、その無意識の中にあった自分の情報っていうのがまとまって、それが空気として感じられるんじゃないかなとも思ったんだけど。（1回目、10頁）

Cさんは、日々の実践の中で自覚せぬうちに「ワーッて入ってくる」その患者に関する多くのことを、知っていることとすら忘れているというが、患者のもとでそれらが「まとまって」「空気」として感じられると言う。これまで「雰囲気」と表現されていたことが、ここでは「空気」と言い直される。ここでの空気とは、患者のほうから入ってくるような感覚なのだが、同時にそれは、患者のもとに赴くや否や、あるいは患者のもとに向かおうとする志向性それ自体とともに、自覚せぬ間に知っていたこと（過去）をも伴って生成されたあるまとまりのことだと言う。患者の側から入ってくるように語られる空気は、新たに入ってくることばかりではなく、患者とじかにかかわることに触発されてまとまった、それまで自分が知らぬ間に知っていた事柄でもある。

このように看護師たちは、グループインタビューでの語らいをとおして、感覚的な経験を表わす言葉をずらしつつ新たな意味を付加していく。「全体」「雰囲気」「タイミング」「空気」は、いずれも感じ取っている自身をも含みもつ感覚であり、向こうから入ってくるように感じられる。その感じに含まれる時間性は、「今」という現在を焦点化したり、未来を先取りしたり、過去がまとまりをもって浮かび上がったりする。こうした多層的な感覚的経験が患者になすべきことを看護師たちに促しているのだが、自身が含みもたれた感覚は容易に言語化することはできない。しかし、これらが働くことによって、患者に出会うと同時にケアが始動し、その先の予測やアセスメントなどを可能にするのである。

3　行為の中で浮かび上がってくる

「雰囲気って言うのがいったい何なのかって、さっきから抜けられない」（笑）と言いながら、「大丈夫という雰囲気」の経験のされ方を語りつつ確かめていくうちに、看護師たちは〈見えてくる〉という感覚に行きついた。たとえばDさんは、「血尿にしてもいろんな血尿があって、ここから微妙に赤くなると（管が）詰まるんだよっていうのがたぶん見えてくる」ために、膀胱の手術後に尿を体外に導く管を詰まらせることなく、みなが「うまくやる」という。新卒や経験の浅い看護師には、「ここから」という基準が見えてこないために、うまくやるというよりもむしろ、早めに管を交換することで詰まらせないようにしているようだ。これも新卒なりの「うまくやる」かもしれないが。そして、この「うまくやる」ことを可能にしているのは、「微妙に違うケースを積み重ねてきてるから、それが経験になって、何が違うかというのが見えてくる」その感覚なのだ、と。また、Dさんは「ここから」と言うが、「うまくやる」ときの「ここ」という見え方は、固定されてはいない。

C　決まった見方って言うんじゃなくて、きっとまた新しい患者さんの新しい似たケースが来ると、それが積み重なって、またちょっと方向転換して自分の方向になってっていうのが積み重なって（略）。（1回目、17頁）

〈見えてくる〉と語られるとおり、看護師はあらかじめもっている基準に照らして見ているのではなく、患者の側から示してくる何かをそのつど受け入れている。しかもそれは、その時どきによって微妙に違うため、見ること／見えることは同時に、新しい見方として「自分の方向」を作り出すことにもなっていた。「画家の視覚は〈見る〉ことによってしか、つまり視覚そのものからしか学べない」[5]と記述したのはメルロ＝ポンティだが、経験を積み重ねる中で起こっていることは、微妙に異なる「ケース」と遭遇するそのつど、ある見方でそれを見つつそれへと向かい、その見ること自体から見るその仕方を学び、そのとき同時に見方自体も更新され、その中で〈見えてくる〉という感覚が生み出されていると言えよう。

様々な患者とのかかわりをとおして身につけてきた〈見えてくる〉その「見方」は、今かかわっている患者を前にして、いかに更新されているのであろうか。

D　いろいろ経験積む、それなりに積んで前に進んできてるじゃないですか。で、人は違っても、なになにさんのときはこうしたら良かった、なになにさんのときはこうしたら良かったっていう、なんかこう、そういうのがいっぱいパイプがいっぱいワーッていうふうな網ができてきて、そうするとたぶん、何かその状況を見たときに、「ああ、こうすると良いかもしれない。ああすると良いかもしれない」っていうそのツールがいっぱい、だんだん増えてきて、そのつながりが増えてくることが経験を積むことなんじゃないかと。（2回目、12頁）

「人は違っても、なになにさんのときはこうしたら良かった」という語りから、看護師たちは、一人ひとりの患者とのかかわりをそのつど悩みながら、どのようにしたら良いかを確かめながら経験を積んでいることがうかがえる。これら一つひとつの過去の経験は、次に類似した出来事に出会ったときに参照されていると考えられる。しかし、Dさんはここで、何かその状況を見たときに、「ああ、こうすると良いかもしれない。ああすると良いかもしれない」と語っているのみであり、こうすると良いということの浮かび方は、類似した先行する出来事の一つひとつに対比させて成り立たせているのではない。つまり、患者のある状況に遭遇することそれ自体が、「パイプがいっぱいワーッていうふうな網」「ツール」が繋がったままに浮かび上がることを促し、ある状況は「ああすると良い」という行為を生成しつつ、浮かび上がる

「網」「ツール」との遭遇とともに理解されて〈見えてくる〉のである。

ここで注目したいのは、「何かその状況を見たとき」という語りに続くのは、見た何かではなくて、「こうする」「ああする」という行為を表わす言葉だという点である。この事実より、見たときに浮かび上がる〈見えてくる〉何かは、その見える事柄へのかかわり方であり行為であると言える。そうであればこの感覚は、「ああする」「こうする」という行為の先取りとともに生起するのであり、さらに言えば、行為が見通せることこそが見える何かを浮かび上がらせているのである。

この浮かび上がるという見え方は、一人の患者とのかかわりにおいてだけではなく、多くの患者との様々な状況の中でも起こっている。Bさんはそれを、濃淡という表現で語る。

B　どのように濃淡つけていくか？　時間が大事であったり事の重大性であったり。たとえば、あの人そろそろトイレに降りるから、でも行かないと転ぶからっていうのは時間に。だけどあの人、ムンテラ（医師からの病状等の説明）あるから、おうちの人が来たら先生を呼ばなきゃいけないっていうのは何だろう、大事なことだけど今じゃない。何かそういう優先順位をつけて、濃淡をつけてます。……意識してないですよね。そのおしっこが終わってしまえばもう薄いことだと。その時間がくるまで。そうすると今度さっきのムンテラが濃くなってくる。……自然と自分の中で浮き上がってくる感じ。（1回目、19頁）

「浮き上がってくる」というBさんの言葉を受けて、Cさんは「飛び込んでくる。次これね、次これね」と言い、Bさんも「なんかもう一人の自分がいて、『はい次これ、はい次これ』ってこう、出してくれるような、そんな感じ」と言葉を添える。Dさんは、「私は自分で切ってる感覚がありますよ。誰かが切ってくれてるっていうか」と表現し、Eさんは、「自分の頭の中にワークシートが入ってる感じ」と言う。このシート、つまり患者へ提供するケアの予定は、「つねにそこは入れ替わって、切り捨てられて、入ってきて」という「動きのある」ものなのだと。

ここでは、濃淡のつけ方を「意識的に」しているのではなく、「自然と自分の中で浮き上がってくる感じ」と語っていることに注目してみたい。看護師たちが代わる代わる自分の言葉で言い表わそうとしていることは、この注意の濃淡がいかに決まっているか、ということである。彼らは、濃く見えるべきことが飛び込んでくると言ったり、もう一人の自分が指示をしたり、自分であり他の誰かでもあるような何ものかが仕事を切ってくれる、と言うように、それを自分で意識的に行なっているわけではないことを表現する。が、「もう一人の自分」とも語られるように、まったく自分とは別の他人に指示されて動いている感覚でもない。この自分であって自分ではない、どこか相手の側、浮かび上がってくる事柄の側に任せている表現は、「視覚（見るという働き）が、物のただなかから取り出される、あるいはむしろ、物のただなかからみずから生起してくる[6]」というメルロ＝ポンティの記述が表わす感覚を言い当てようとしているのではないだろうか。つまり、浮かび上がる事柄の側で視覚が生起し、そこから働きかけてくるのである。他方で、「自然と自分の中で浮かび上がってくる感じ」とも語られていることから、決して、浮かび上がる事柄の中からのみ、それが生起してくるのではない。そうではなくて、「視覚は身体に起こることを『機縁として』生まれる[7]」のだから、ここで相手の側からと言いながら同時に「自分の中」と言わざるを得なかったのは、見えるという感覚それ自体が、浮かび上がる何かのただなかでもあり同時に自らの内でもあるような、あるいはいずれか一方に限定できない場所から生起するように経験されているためであろう。

4 映像に追いつくように動く

「先手先手を考えますね」と語られるように、〈見えてくる〉という感覚には、「今」のことだけではなくて、先に起こり得ることまでもが内包される。ここでは、それがどのように見えてくるのかを、Eさんの「ひとつの状況を見たときに、三つくらい前までもう推量しているかもしれない」という語りを契機に、看護師たちが語り合った内容を手がかりに確かめてゆきたい。

B　だから駒が、駒が勝手に動いて行っちゃう。そのとおりに自分が動かしてて、

私　「自分がこう打つときにはこうなるだろうな、その次は、その次は、その次は」って見える。

D　でもそういう感じですよ。だからたぶん、字面で追えるものじゃないけど、文字とかであれしてもイメージですごくたぶん動いているような気がするんですよね。だから、三手先を考えるときも、この今、目の前に浮かんでいる状況がこういうふうになる、こういうふうになるっていうのが絵で考えていくっていうか。

B　映像が浮かんでくるんだよね。

D　だから、たぶんデスクの上じゃダメで、基本的には患者さんを見ないと私は全然ダメなんですよね。それか、報告してくれる人間が相当うまくイメージを伝えてくれるか。わかんなくなると、とりあえず

患者さんをまず見ると、見るとなんかワーッていろいろ湧いてくるっていうか。だから、たぶんイメージですごく動いてるような気がするんですけどね。

B　映像で何手も先の映像が出てくる。だから、こうしよう、ああしよう、そうしようと思うから、ああして、こうして、ああしてっていうか。その映像に追いつくように動いていく？

私　でも、実際は映像のほうが先に出る。三手先っていうか。

B　そこまで行くとまた先のところまで出てくるから、つまりその先の行動をしようと思う。で、みながそうやってやって、だいたい同じことを考えるから、一気にワッとやると、あっという間に事が、だから急変があったときなんかは、あっという間に事がそこまで、アンビュー（手動での人工呼吸）しながら、個室に移動するっていうことが何分かの間に行なわれる。（1回目、21頁）

Bさんが、自分の見え方を将棋にたとえて「駒が勝手に動いて行っちゃう」と語るように、〈見えてくる〉何かは、意識的に先を見ようとして入手されるのではなくて、じかに患者を見ることに促されて浮かび上がってくる「何手も先の映像」であり、実践は「その映像に追いつくように動いていく」こととして成り立っている。それゆえBさんは、その映像を語りつつ「こうしよう、ああしよう、そうしよう」と思うと語るのである。そして、その映像のところまで行くと「また先のところまで出てくる」ため、その先の行動も成り立つのである。

これと類似の経験を、サドナウのジャズピアノの習得過程に見て取ることができる。練習を始めた頃は、「先へ先へと予測を進めることは、（略）躍起になって前方を探ること[8]」であったと言うが、高いレベルで演奏できるようになったときに、それを意識的に行なうのでなく「自分の演奏について行く[9]」のでよくて、「走り抜けて行こうとする道筋が視野に浮かんでくる[10]」と記述されている。経験を積んだ者にとって「先」を見ることは、それを強引にたぐり寄せることではなく、「その映像に追いつくように動く」ことであり、未来が「こちらへ近づいてくる[11]」ように感じられることなのである。実践（演奏）は、こうした感覚の中で成り立ち、また、その行為の中でこそ、先が見えてくるのであろう。

演奏も複数人で行なわれることがあるが、看護実践も複数人の協働で成り立っている。たとえば、患者の急変時に看護師たちが「一気にワッと」動けるのは、みなが「だいたい同じことを考える」ためだとBさんは言う。しかし、みなが同じように考えていることを確認し合っているわけではないようだ。後に、急変への対応を行なう場面を紹介するが、彼らは確認をし合わなくとも、患者の状態に、そして互いの動きに応答をするために、「一気にワッと」という動きが出来上がる。その詳細は、第4章に譲ることにしよう。

5　患者のところに行ったほうが早い

これまで語られた実践を成り立たせるためには、患者をじかに見ることが重要であるようだ。それは、幾度も看護師たちによって語られた。

Ｂ　うん。座ってるよりは、「いいや、患者さんのところ行ったほうが早い」みたいな。「いい、見に行く、見に行く」って言って、見に行って、触って、「大丈夫?」って声かけて、なんだろう、触った感じでなんかじっとりしてるとか。だから目だけじゃなく、触ったりとか、臭いとか、耳とかも全部五感を使っていけるから、見に行ったほうが早いんだよね。

私　そうすると視覚的なイメージだけにとってとかじゃないんだね。

D　もし手がなくて、こうやって「見ろ」って言われたら、ダメだ(笑)。ダメだと思いました、今。

私　イメージって画像のようなってさっき言ってたんだけども、単なる映像じゃない?

C　そこにはなんか質感もあったり、臭いもあったり、音もあったりするかもしれない。

B　でも瞬間的にはパンと入ってくる感じで、それを焦点化させていくときに五感を使ってく。入ってきたときはパン、つまり一番最初に入ったときみたいにパン(笑)、それで五感を使いながら、ああだ、こうだって言って焦点化していく。(1回目、25頁)

ここでまずBさんは、患者を「見に行く」ことを繰り返すが、それを語りつつ「目だけじゃなく」「触ったりとか、臭いとか、耳とかも全部五感を使っていける」ことを強調し、「見に行くこと」に含まれる、視覚に限定されない実践を語る。Dさんは、このBさんの語りに同意して、「手がない」と患者を見ることが成り立たず、Cさんは、「質感」「臭い」「音」を加えていく。しかしBさんは、それらの語りには同意しない。「五感」は、何かが入ってくるときに最初に使うのではなく、それを「焦点化」していくときに使うと言うのだ。Bさんが「瞬間的にはパンと入ってくる感じ」と語るとおり、五感を使う手前で、患者にじかに接することにおいて生じているのは、「パン」という一言でしか言い表わせないことであるようだ。それは、五感が働き出す手前で、触覚や嗅覚、聴覚、視覚に分節化される前の次元で「入ってくる」こととして感じられ、それを契機として、五感への分節化が始まる。言い換えると、何かが感じられるというよりも、分節化を触発する「パン」そのものを経験しているのかもしれない[12]。

E　なんか新卒さんと体交（体位交換）とか入ると、私はすぐ気がつくんですよね、「なんか臭くない？」って。新卒さんは気がつかないんです。

D　「ああ、そうですか？」って、（オムツ）開くと（笑）。

E　そうなんですよ。新卒さんは行って体交するっていう行動なんだけど、私たちは行って、たぶん触って、見て、なにか臭いを感じて体交するって。何か違う、構造が違う、見た目の行動は一緒でもやってることはもしかして違うかもしれない。

B　たとえばいつもとじっとり感が違うとか、熱感がすれば熱を測るし、何かヘンに寝汗をかいていれば血圧も測るし、血糖を測ったり、そういう触った感じで次の行動を。

C　もうそこでしてる。だからイメージっていうのは、何かイメージとしてパンとわかるだけじゃなくて、何かわかるときにはもう何かやってるんだ、次のことを。

E　わかったからやって。

C　やることも全部含めてね。

E　まあね、臭いと思ったらそのままにしておくわけにはいかないし（笑）。（1回目、25～26頁）

「パンと入ってくる感じ」は、ここでEさんに語られているとおり、「気がつく」ことを促す。が、それは誰にも等しく経験されることではない。ここでは「新卒さん」を例に挙げて比較しつつ語っている。たとえば、「新卒さん」と経験者とが同じ体位交換という「行動」をしていても、「やっていることはもしかして違うかもしれない」のである。新卒は、単に体位交換をしているだけだが、経験者である「私たち」は患者のもとへ「行って、たぶん触って、見て、なにか臭いを感じて」体位交換する。ここで「たぶん」や「何か違う」、「もしかして違うかもしれない」と語られていることから、その違いは、端的に語ることが難しい。それを受けてBさんは、「じっとり感が違うとか、熱感がすれば熱を測る」と言って、「そういう触った感じで次の行動を」と語りをつなぐ。つまり、Eさんの語った新人看護師との「やっていること」の違いは、「私たち」の体位交換には次の行動までもが連なっていること、あるいは、体位交換に諸々の感覚や行為が挟み込まれていること、言い換えると、体位交換はその行為のみが行われているのではなく、その手前やそれに続く行為の連鎖をも含むこととして達成されているのだ。そのため、Eさんは「構造が違う」と語ったのであろう。これにCさんも同意して、「何かわかるときにはもう何かやってるんだ、次のことを」「やることも全部含めてね」と語った。

ここでの看護師たちの語りより、患者のもとに行って「入ってくる」のは、五感を使って患者の状態を分節化することを始める「パン」という感覚であり、同時にそれが、すべき行為にまで連なる、言い換えると、感じることから何かを焦点化しつつ行為することまでもが含まれる、眼前に患者がいなければ成り立たない一連のケアなのであろう。

6　普通の感覚

経験を積んだ看護師たちのこうした感じること、わかることのうちに、既に行為（応答）が内包されている実践は、当の看護師たちにおいては特別なことではないようである。そのため彼らは、たびたび新人看護師や経験の浅い者の実践の仕方と対比させ、その違いを手がかりに、自分たちの実践の仕方を言葉にした。

たとえばDさんは、臨床経験二年目の看護師が、痛みのために吐いてしまっている患者に、三日間ぐらい何の対応もしていなかったことに疑問を覚えた経験を語った。

D　疼痛時、痛みが治まらないときはオプソ（麻薬）でって書いてあるんだけど、ゲロゲロ吐いちゃってそんなね、飲み薬どころの騒ぎじゃなくって。で、そこの部屋にたまたまチームが違ってついたんだけど、これはまずいなと思ってリーダーやってたその二年目の子に、いや、「あれってまずいんじゃないの」って言ったらわかんないですよね。（略）「はあ、まずいんですよね」って。「どうしてあげたらいいと思う？」って聞いたんだけど、「座薬にするとかね、パッチ（貼付する麻薬）にするとかね、何かもうちょっとほかの手を考えれば考えられるんじゃないの」っていう話をしたんだけど、「はあ、そうですね」って。そのとき言われて初めて気がついたみたいで。（2回目、8〜9頁）

この日Dさんは、自分のチームではない病室をサポートしていた。その部屋の患者が痛みのために吐いているのを見て「これはまずいな」と思い、リーダーを始めたばかりの二年目の看護師にこれを伝えた。しかし、二年目の看護師はそのこと自体をわかっていなかった。さらに、「どうしてあげたらいいと思う」と教育的な問いかけをしつつ、「ほかの手」を考えることも話したが、二年目の看護師はそう考えることにも気づいていなかった。つまり、同じ患者を見ても、見え方が違い、その違いが、次の手を考えることにも関係しているのである。

これを受けてBさんは、「手段がね、どうしたらいいかわからないっていうのはしょうがないんだけど」と断りつつ「かわいそうだ、何とかならないのかなっていうふうには働かないのかね」と言い、次いでDさんは、そのときの感覚を「真っ先に、これやばいんじゃないかって思いました。入った途端に、部屋に」と語る。そしてBさんが次のように応じた。

B　かわいそうだなと、まず普通に思うわけですよね。何とか楽にならないのかしらって考えていくと、じゃあ何でこの人は吐いてるのって、その吐き気の原因はいったい何なんでしょうって、ねえ、聞くなり調べるなり。でもそれって聞いてったときに、えっ、それは解決できるよねっていうのと、それは解決できないね、しにくいねっていうのは出てきて、だから手段をそこでどうやっていけばいいのか。それは手段が出てくるか出てこないかは何年目かによって、違って当たり前かなとは思うけど、スタートは同じですよね。普通に素朴に。（2回目、10頁）

Bさんは、吐いてしまっている患者を前にして、「手段が出てくるか出てこないか」は経験年数によって違って当たり前だと言うが、「スタート」つまり、吐いている患者を見たときの最初の応答は同じだと言う。しかし、Bさんの語りを詳しく見ていくと、その後の見え方の広がりは明らかに異なっている。Bさんは、「普通に素朴に」かわいそうだという感情が湧いてこないのかと疑問を投げかけつつ、次第に「何とか楽にならないのか」「吐き気の原因は」と、吐き気を取り除くための手立てを探り、「聞くなり調べるなり」という対応へと実践をつなげていく。つまり、「スタート」の「かわいそう」から、それを引き起こす原因のアセスメントへと、Bさんの志向性は広がっていくのである。

経験を積んだ看護師にとっては、それが「普通の感覚」なのであり、普通に行なっている実践なのである。しかし二年目の看護師は、Dさんに問われて初めて、それが手を下さねばならない状態であることに気がついた。

この「普通」は、さらに吐いている状態へと切り込んでいく。

B　たぶん経験積んでるナースなら、吐いてますって（聞いた）とき、えっ、どの程度吐いてる?って。（略）自分からたぶん、どういうふうに吐いてるのって聞くと思うんですね。で、吐きの原因は何とかって自分で見ていくし、じゃあまずその吐き気止めを出してもらおうとか、吐き気止めの座薬を使ってどうなのかとか、あとはお腹の張り具合も見てきてねって、お腹ちゃんと動いてる?　そういえば飲んでないじゃんね、下剤をね。便出てないじゃんね。とりあえず先に便出そうよとか、何か考える。（2回目、14頁）

Bさんは、吐いている事実を耳にするや否や、「どの程度」「どういうふうに」と状態を確かめようとする。つまり「吐く」という事実は、それに関する身体の状態にまで広がり、それをもとに原因が炙り出されていく。この原因を見出す作業は同時に、吐き気止めを出してもらったり、お腹の状態を把握して便を出すという対応につながる。これをBさんは、「ひとつのこう、法則があるんですよね」と言い、それは「吐き気ひとつから枝分かれして、何か狙いを定めて予測を立てる」ことであると。

このように、経験を積んだ看護師にとって「吐く」という患者の状態は、単に「吐く」という事実なのではなく、それへと引き寄せられる志向性や行為、援助後の変化をも含めた状態として〈見えてくる〉のである。そしてそれが、「普通の感覚」に内包されている。

注・文献

［1］M・メルロ＝ポンティ／滝浦静雄・木田元（訳）『眼と精神』みすず書房、1966年、258頁
［2］同書、260頁
［3］同書、278頁
［4］Dさんは、次のトランスクリプト（本文28頁）のCさんの語りの後に、Bさんと次のように語っている。
B　無意識にいろんなところからいろんな情報が入ってたやつが患者のところに行ったらピピピッて全部つながって。
D　今じゃなきゃダメって思うときでしょう。（1回目、11頁）
看護学生と新人看護師の実践の語りにおいても、「いま」患者のもとに留まって話を聞くことの重要性を、新人

看護師Bさんが語っている（西村ユミ『交流する身体――〈ケア〉を捉えなおす』日本放送出版協会、2007年）。これらの語りより、患者とかかわる「いま」を見極めることは、とても重要なケアの視点であることが見て取れる。

［5］前掲書［1］、262頁
［6］同書、259頁
［7］同書、278頁
［8］D・サドナウ／徳丸吉彦・村田公一・卜田隆嗣（訳）『鍵盤を駆ける手――社会学者による現象学的ジャズ・ピアノ入門』新曜社、1993年、119頁
［9］同書、119頁
［10］同書、122頁
［11］同書、122頁
［12］「感覚というものは、それが再構成であるがゆえに、先行した構成の沈殿物を予想する。私は、感覚する主体としては自然の諸力に満ち溢れており、私自身がそれに驚く最初のひとりなのである」（M・メルロ＝ポンティ／竹内芳郎・木田元・宮本忠雄（訳）『知覚の現象学2』みすず書房、1974年、20頁）

第2章 「うまくできない」実践の語りが示すもの

第1章において経験を積んだ看護師たちの「普通」と表現された実践は、彼らにおいていつも既に行なわれている営みである。が、それゆえ、その営み方を明示することは難しい。彼らが、経験の浅い看護師の実践と対比して語ったのは、それゆえである。

本章では、この実践を浮かび上がらせるひとつの契機として、実践がうまくできなくなる機会、具体的には、病棟の配置転換や研修後の仕事の再開時の看護経験に注目したい。たとえば、複数の病棟を有する総合病院に勤務する看護師たちは、数年のサイクルで病棟を異動する。二、三年程度で変わる者もいれば、十年近く一つの病棟に勤務する者もいる。また、看護師たちには多様な卒後研修が準備されている。研修期間は目的や提供プログラムによって様々だが、数ヵ月から一年余りの研修もあり、この間は勤務が免除される。研修などの終了と同時に彼らは職場に戻り、もとの病棟、あるいは別の病棟で実践を再開する。この状況に置かれた看護師たちは、馴染んでいない病棟での働き難さ、つまりその病棟が専門とする診療科についての知識や技術の不足、ともに働くスタッフとの関係ができていないこと等々のために、不安やストレスを感じていることが報告されている。他方で、新たな知識や技術の修得、個々の看護能力の向上、看護チームの活性化を図ることなども期待されている[1]。しかし、病棟を異動した際の動き難さは、知識の不足や人間関係の変化という要素の組み合わせのみによって生じていることなのだろうか。それらとは別の水準の事柄が関与してはいないだろうか。あるいは、看護能力の向上が認められたとしても、その手前で、つまり新たな場で実践を再開した際に遭遇する出来事やそこでの「うまくできない」実践に、何らかの気づきの経験を与えられている可能性があるのではないか。

本章では、馴染んでいない病棟で働く経験の語りに注目して、看護師たちが、異動をした病棟で何に戸惑わされているのか、うまく実践できないことをどのように経験しているのか、その戸惑いや困難は彼らに何を気づかせたり、考えさせたりしているのかを記述してみたい。それによって、既にできているがゆえに自覚し難い看護師のまなざしや身体の応答性、協働実践などがいかに成り立っているのかを検討する。

なお、本書に登場する看護師たちの中には、しばらく前に病棟を変わったばかりの者や、複数回のグループインタビューの期間内に長期研修に出て戻ってきた者が参加していた。長期的に見ると、Cさん以外の全員が病棟を異動したり長期研修に出たりするなどして、馴染みのない病棟で働き始めた経験をしていた。

1　うまくできない経験

世界にとけ込めない／とけ込まない

Eさんは、約三ヵ月間、研修のために病棟を離れたが、研修後には前と同じ病棟に戻った。しかしその病棟は、「前」と同じではなかった。

E　大変、そうですね。何かその世界に最初、自分がとけ込めないというか、とけ込まないんじゃないかな。やっぱ患者さんのことを半分知らない状態で、自分は部外者じゃないんですけど、どこからどう入っていっていいのか、ちょっと何となくこう戸惑いながら。でも、仕事は普通に課せられるじゃないですか、今までどおりに。これでいいのかなと思いながら、仕事してました、なんか。（個別インタビュー：Eさん、6頁）

Eさんは、前と同じ病棟に戻りながらも、「とけ込めないというか、とけ込まない」「世界」として病棟を語る。この病棟に戻ることでEさんは、いかなる経験をしたのだろうか。そもそも、期間を空けてからかつて馴染んでいた場所へ戻ること、つまり馴染み直すこととはいかなる経験なのだろうか。

Eさんはここで、「その世界（病棟）に最初」「自分がとけ込めない」と語るが、その直後に「とけ込まない」と言い換える。新たな「世界」は、Eさんがとけ込めないように押し戻してくるが、同時に、Eさん自身もその世界に「とけ込まない」ように自ら身を引き戻しているようだ。それは一方で、「患者さんのことを半分知らない状態」であるからこそ、「どこからどう入っていっていいのか」という「戸惑い」として語られる。「部外者じゃない」けれども、その世界に入り込もうにもそれが適わない。他方で、「仕事は普通に課される」。「患者さんのことを半分知らない」にもかかわらず課される仕事を行なわざるを得ないことが、Eさんに「これでいいのかな」と思わせる。その自らの実践への疑問がEさんに、すぐさまその世界に「とけ込まない」ようにさせるのだ。この「世界」にとけ込めない感覚ととけ込まないようにさせる状況、つまり、押し戻されるような身体性と、課される仕事がもたらす自らの実践への疑問を経験させるのが、Eさんにとっての戻ったばかりの病棟だった。

すごく簡単なことがわからない

Eさんは、3回目のグループインタビューでも同様に、「患者さんを事前に知らない」ために「どうやって接したらいいのか」と、病棟に戻ったときの戸惑いを語った。この言葉に触発されて、他の参加者も自分の「勤務異動」経験を振り返ったり、類似の経験を語り始めた。最初に応じたのは、まだ病棟を異動した余韻の残っているAさんだった。

A　何か、その判断がもうできなくて、すごい簡単なことなんですけど、大人の人を一人で動かすことができるのか、この人は二人手が必要なのかとか、それすらも最初はわかんなくて。今思うと、何であんな人の清拭を無理に一人でやってたんだろうとか、一人（看護師を）呼んでやれば早かったのにとか、そういうこともわからなかったりとか。あとは、大丈夫、大丈夫じゃないの判断も何かできなかったというか。（略）患者さんが「はい」って言ったことを必ずやってくれるっていう確信があってたとえばお願いするようなことも、後から実はこの人は全然できない人だったのに、「はい」というのを自分がうのみにしちゃったりとか、何かもうそういうので、何だろう、子どもから大人だったのでもう全然わからなくて。（略）もう戸惑って、今思うと、もう無我夢中じゃないけど、本当に一日一日が必死だったっていう。今も必死ですけど（笑）。（3回目、1〜2頁）

ここで「子どもから大人」と語られているとおり、Aさんは十年余り働いた小児科病棟から高齢者の多い成人内科病棟に異動した。そこで「わからなかった」のは、大人の患者をAさんが一人で移動したり清拭したりできるのか、二人で行ったほうがいいのかという、一見すると「すごい簡単なこと」だった。簡単なことと思われるだけに、そのときには、たとえば「今思うと」「二人手が必要」な患者の清拭を「無理に一人でやって」しまっていた。Aさんは、これまで何年もの間、子どもに行なってきた移動や清拭などの日常的な援助を、大人に対してもこれまでどおりに試みたのである。その「やって」みて感じた「無理」が、一人で援助を行なうのは難しいこと、つまり他者の「手」を借りる必要があったことをAさんに気づかせた。子どもの状態との対で成り立っていたAさんの身体性が、大人との接触ではうまく機能しないことを、やってみて初めて知ることとなったのだ。言い換えると、その身体性を変えざるを得ない状況に追いやられたのである。[2] その難しさは、患者に任せて「大丈夫、大丈夫じゃない」という判断でも同様であった。高齢で認知症の疑いのある患者を前にしても、任せられるか否か、という判断の必要性が浮かんでこない。ある状態の患者を前にして、これから行なおうとする援助が一人で手に負えるか否か、患者に任せることができるか否かという判断は、何かを行なおうとして患者に接したAさんにおいて、つねに意識せずとも前もって働き出していたことと言える。ところがAさんは「無理」を経験し、「できる」かどうかが「わからな」くなり、逆説的にだが、その判断をしていたことを知った。そうした、これまで当たり前にできていたそのつどの判断が、新たな病棟では働いていないままに、やってみることを繰り返すことで困難を生み出していたのだろう。だから、「今思う」と「無我夢中」で「一日一日が必死」であったのだ。

また、これらの判断が難しいという経験は、先にEさんが語った「患者さんのこと半分知らない」という、その「知らない」何かを示しているように思われる。つまり、患者のことを知っている／知らないという理解にかかわる感覚は、患者の援助が自分の手に負えるか否かという、その患者の援助にかんする自らの判断や行為と不可分に成り立っていることを示していると思われる。

いろいろめぐらす手札がない

Aさんの語りに続いて発言したのはBさんだった。

Ｂ　そもそも病棟とか変わると、よく、そういう科が変わるっていうのかな。だから、それに対する知識がこうない、なんか自信がなかったり。自分の今いるところで何か、ちょっとだと、違う（科の）人が入ってきて、全然その人たちのことは、たとえば違うチーム、夜勤なんかに入ると違うチームだから、

「うん?」と思っても、「何かこの人、雰囲気が」っていうのは。で、何科かなとか(笑)。ただ、泌尿器(科)かと思うと、「何かバルーン(尿道に留置するカテーテル)は?」とか、「じゃあ何で、この人が入ってきたんだろう」とかっていう、いろいろ、めぐらせることができるので、そういう何か手札がないものだから、ただ、漠然とそこにいる人みたいな。

A　それ、それです(笑)。(3回目、2~3頁)

Bさんは、病棟が変わることは診療「科」が変わることであり、まだその科の「知識」がないために「自信」もない状態であると、Aさんの語った判断ができずにわからない状態を意味づける。そして、「自分の今いるところ」で起こり得ることを具体的に辿りながら語った。断っておくと、Bさんは病棟を変わることよりも、「科」が違う人を見るときの患者の理解の難しさを、自分の経験に照らして示そうとしている。

ここで例に挙げられたのは、Bさんの病棟が専門とする科とは「違う」科の、たとえば別のチームに入院したばかりの患者を夜勤などで見かけたときの、Bさんの判断の仕方である。Bさんは、そのような患者と接して「うん?」「何かこの人、雰囲気が」と引っかかりを感じたとき、「何科かな」と問うことから始め、「科」の見当がつくと「いろいろ、めぐらせることができる」という。

こうした「科」の知識を使って患者を知る方法は、一見すると患者を科というカテゴリーに分類して見ているようにも読める。しかし、Bさんが「カテゴリーの中から、見たいポイントがあるじゃあないですか。そこから引っ張っていくと、何かその人のことみたいな」とも語っていることから、科というカテゴリーないし枠組みに当てはめて患者を理解しているのではなく、科が理解を導くきっかけを与えていると言うのである。見慣れない患者の存在は、その病棟にいる患者たちとの差異（「違う人」）、あるいはそれまでの経験との対比から「科」（「手札」）を浮かび上がらせ、それに触発されてその人の状態は「いろいろ、めぐら」される。その差異が浮かび上がらなければ、患者の状態を理解する手札が見えてこず、患者は「漠然とそこにいる人」になってしまう。「漠然と」という表現からは、逆に手札があるときには、そうではないあり方、いろいろめぐらせることを可能にする人、応答を始動させる人として、患者が見えてくる。むしろ、いろいろめぐらし始めるとき、既に看護師たちは患者への応答を始めているのである。

　そのBさんの感覚は、Aさんが「それ、それです」と応じていることから、病棟を変わったばかりの経験とつながっているようである。つまり、その病棟の患者はAさんに、未だめぐらせるための「手札」を示してこないのだ。またそうであれば、ここでBさんが語った科の「知識」とは、いわゆる体系化された医学的知識なのではなく、違う科の患者が入ってくるとそれを際立たせる下地となるような、その患者の見え方やその人への応答の分節化を始動させる動的な知を生み出す身体性（志向性）なのであろう。それゆえメルロ＝ポンティは、こうした「物の分節化はわれわれの実存の分節化[3]」でもあると言う。

　たとえばこの知は、次のようにも働いている。Eさんがインタビューの別の箇所で語っていたように「患者さん方の会話」などを「何気なくこう、いろんなところで聞いてるとか」という注意の向け方は、科という手札をもつ手前で患者を理解しようとする志向性を始動させる。つまり、Bさんが見慣れない患者に気づくのは、Eさんが語ったように、つねに既に「何気なく」病棟や患者を見渡したり聞き分けたりする志向性が働いているためであろう。その志向性は漠然と働いているのではなく、患者の会話などを「聞いている」と語られているように、病棟や患者の状態へのそのつどの応答としてある。それが「うん？・」という引っかかりや、漠然とであっても、見慣れない患者がそこにいることに注意を向け始める、という志向性の発動を可能にしているのである。

2 その病棟の固有の見方

患者がどの病室に配置されているか

病棟を変わるとわからなくなることについて、Bさんは患者が入る部屋の位置などの、病棟環境にも言及する。

B　どこの部屋に位置しているか。たとえば、管理室に一番近い部屋にいる人だと、だいたい手がかかったりとか、危ないとかっていう、そういう人を近くに置いているから、そこにいる人は要注意みたいな見方をするわけですよね。その中で、逆にすごく普通そうな人がいると、「あ、あの人、何かここにいるんだけど、あの人は、普通なの？　普通じゃないの？」って。そういう聞き方をすると、「いや、いや」なんていう感じだったり、一見、普通そうなんだけど、入院時のことを聞くと、どうやら怪しいことを言うらしいもんで、そっちでちょっと様子を見て、近い部屋で様子を見て、良かったら、じゃあ、向こうの部屋に入れようかみたいな、下準備というか、そういう何か流れがもうある程度あるのかな。

私　その病棟によって。

Ｄ　うん。病棟が変わってしまうと、この人が何で、この部屋に配置されているのかっていうのが、いまいちわかんないみたいな。（3回目、3頁）

ここでBさんは、管理室（ナースステーション）に最も近い部屋に、どのような人を配置しているのかという、病棟の決め事の例を語る。それを知っていると、たとえばその病室にいる患者は何らかの注意が必要な人だという見方ができる。つまり、患者をある病室に配置することには、既に、何らかの判断が働いており、病棟の看護師たちもそのような判断が伴った視線を患者に向けている。それは、病棟が専門とする科の違いを浮かび上がらせる知でもあるだろう。

また、その病室にいるべき状態に見えない、たとえば「普通そうな」人が管理室に一番近い部屋にいると、そこに配置することになった経緯を探ってみようとする。その探りが、その人への注意の向け方や今後の応じ方までをも相談して決める、という「流れ」を作る。Bさんはこのような判断の流れを「下準備」と言う。この下準備は、あらかじめ決められていることではなく、病室に入っている患者の状態と病棟で決まっているある見方とが合わないとき、看護師たちにある種の引っかかりを生み出させ、それが他の看護師との確認や相談、次なる判断へとつながっていく、時間性を孕んだ動的な流れである。その下準備としての流れは病棟の判断となり、次に続くそのつどの判断の下地（下準備）となり、同時に次の判断の流れを生み出す。だから、言葉で説明されるのでは伝わらないのであり、長期間、病棟にいないとわからなくなってしまう。協働する看護師たちと一緒に判断の流れを作り、その流れの中で判断が了解されて伝わっていくのだ。そうであれば、異動をしてきた看護師も判断の流れに組み込まれ、それが病棟の判断の下地となることから、その新たな存在である看護師は、病棟の判断自体をも組み換えていくプロセスの中で、知らぬ間に新たな病棟へ入り込むことができるのだろう。またその新たな看護師の加入が、看護チームの活性化などの変化を病棟に与えるのであろう。

看護師たちの判断は、病棟の固定した見方と照らし合わせて行なわれるのではなく、判断の流れに参加し、それを繰り返す経験が判断の下地（下準備）となり、それがまた次の〝協働する判断の流れ〟を作り出して病棟の経験に組み込まれていく、この流れの生成に参加することで成り立っているのだ。Bさんの語りを受けてDさんが応じた、「病棟が変わると、この人が何で、この部屋に配置されているのか」が、それを説明されても「いまいちわかんない」と言ったのは、そのためであろう。

判断の流れの積み重ね

これに引き続いて語ったEさんは、このことを「暗黙の了解」と言い、それを「はっきりしていない」ことだとも言う。にもかかわらず病棟の「みな」においては了解されている。この了解は、Aさんに引き継がれて次のように紹介された。

A　大きい失敗じゃない。何ていうか、そういう暗黙の了解はあくまで細々した決め事っていうか。（略）それも結局、自分がそこに当たって困って、「これって、どうなんですか」とか、後になってから、「Aさん、この間こうやってくれたんだけど、これってこうでいいんですよ」とかじゃなくて、一個一個何か、ちゃんとあって、結構。

私　（略）そういうやり方っていうのは、誰が作っているんですか。
E　それは本当に環境ですかね。（3回目、4頁）

Aさんにとって暗黙の了解は、「大きい失敗」として現われることではなく、「あくまで細々した決め事」であるようだ。その決め事は、「そのつどこれってどうなんですか」と問うたり、後に指摘されてわかる次元のことでもないと言う。つまり、決まっている一つひとつのことを説明されても、わかったことにならないようなこと。だがそれは、「一個一個何か、ちゃんと」ある。そのように、異動したばかりの者には感じられる。

この「細々した決め事」は誰がどのように決めたことなのだろうか。それを問うてみると、「環境ですかね」というEさんの応答の後に、「何となくできて、何かそれが浸透していったっていうか。で、それがいつしか、それごとに」（A）、「ある昔にちゃんと決まったことなんだけど、紙面上には残ってないものだから、口伝えになっていることで、だんだん暗黙の了解になっている」（B）と続けられる。「逆に質問すると、何でそんなこと聞くのかなっていうような、当たり前のこととして考えていて、それが外から入ってくるとわかんない」（E）。こうした語りに対して私が「具体的にどんな?」と問うと、「すぐ出ないすみません」（E）と言い、しばらくの沈黙を挟んで誰かが「暗黙の了解で」と結んだ。

ある事柄についての判断の流れは「それごと」に作られるが、その「決まった事」が「紙面上に残」されないのは、決まり事として固定されて説明できる事柄ではないためであろう。その場に参加した者が、それが決まったときに記録をしたとしても、相談して決めたこととして申し送られ、カンファレンスで取り上げられて伝えられたり相談されたりして、またそれを手がかりにして実践されてきた。その積み重ねの過程自体を記録に留めることは難しい。言うまでもなく、ルールとしてマニュアルに記し、それに従って実践できるものでもない。それはそのつど、新たな状況に参加する者みなによって判断され直し、更新されて、了解されていく。またそれだからこそ、「誰が作って」いるかを問うても「環境」としか応じられない。また、「具体的に」と問われても、「すぐに出てこない」のだ。

さらに例を挙げながら話し続けると、「細々した決め事」は「些細な習慣」という表現に変えられる。その病棟にずっといた人たちは知っている「些細な習慣」。その習慣が「暗黙の了解」になっており、患者さんとの相談や同僚の看護師との協働の「積み重ねでできて」きた。積み重ねてきたからこそ、その病棟にいる人たちの「体にそういう主義なり暗黙の了解がしみ込んでいる」。またしみ込んでいるからこそ、そのことに注意を向けずにすみ、他のことに目を向けることが可能になる。

このように、「暗黙の了解」は患者も含む「みな」でそのつど相談され、言い伝えられて確認され、実践して報告されるという「積み重ねでできて」きた。患者の病室への配置において語られていたとおり、その積み重ねは、重ねてきた〝内容〟なのではなく、ある事柄の〝判断の流れ〟とそれへの参加という〝実践〟なのである。判断されたことは些細なことかもしれないが、その流れ自体が習慣となって、そこに参加した者たちの暗黙の了解を作る。それゆえ、その了解の主体は「その病棟にずっといた人」であり、同時に病棟そのものでもあるのだ。

3　志向性を引き継ぎ全体を見る

病棟のやり方は、暗黙に決まっていることもあるが、制度化されている側面もある。そのひとつが「看護方式」である。参加者たちの病院では、おおむねチームナーシングと患者の受け持ちとなるプライマリーナーシングの混合型に、機能別看護方式の一部が加えられた方式が採用されていた。が、病棟によって、このどこに重点を置くかが異なっており、他の病棟へ異動することによって、その看護の仕方について考えさせられると言う。

リーダーが把握する全体像

Aさんは、異動した病棟の看護の仕方について「基本は変わってないように思います」と言うが、異動後一年ぐらい経った頃のインタビューでは、「まだ本当に全然動けてない」「自分らしさを出せている」という実感がないと語った。その理由として挙げられたことの一つは「リーダー（の担当）が多い」という役割にかかわる問題であった。

A　日勤だと部屋持ちでケアをやったりして、一日患者さんを見てるんですけど、リーダーだと本当にケアのオーダー受けばっかりで、患者さんに実際に触ったりだとか、ご家族の方も来る家ばかりじゃないので、話をしたりとかというのがあんまりないんですよ、それがちょっと残念なんですけど。（個別イン

タビュー：Aさん、9頁）

Aさんが異動をした病棟の日勤には、医師や他の看護師、他の診療科からの依頼を受けたり自分のチーム（二つに分かれている）の全体的な状況を把握したりして調整する「リーダー」と、幾つかの部屋を受け持って直接患者さんの援助をする「部屋持ち」という役割がある。病院や病棟によっても異なるが、このリーダー業務ができるためには、二年程度の臨床経験を必要とする。Aさんは臨床経験が十数年あったため、異動をして一ヵ月ほどでリーダー業務を任された。

しかしリーダーを始めると、「患者さんに実際に触ったり」、家族とも話をする機会が限られてしまう。小児科病棟に比べ成人病棟は家族の面会も少なく、話ができたとしても、これまであまり経験したことのない、退院後の病院を探すことや経済的な問題などであった。その家族の話を記録に留めて共有したり、可能な限り話を聞く機会をもとうとしたりしたが、それは部屋持ちや受け持ち看護師の役割である。しかし、その役割の看護師が家族の面会時にいつもいるわけではない。これを語りながらAさんは、ケアを行なう上でじかに患者や家族に接することを重視している自分に気がついたと言う。患者の状態や家族背景は「部屋持ちしなきゃ、ほんとわかんない」のであり、リーダーばかりではその意思を挫かれてしまう。

他方で、Aさんは、「リーダーやる人だったら、そういう〝全体像〟を把握できますけど」とも言う。つまり、リーダーができるくらい経験を積み、またリーダーという役割を担うからこそ把握できる全体像があると言うのだ。

たとえば、Aさんの病棟ではある時期、「点滴係」を作っていた。それは、点滴の事故を防ぐために考案されたものだったが、抗がん剤の点滴を部屋持ちや受け持ちでない患者に行なうことは、Aさんにとって恐いことだった。だから、点滴係のときにはカルテなどに書かれている患者の情報を丁寧に見て、患者の病気やその点滴による作用・副作用等々を把握しようとした。しかし、経験の少ない看護師たちに、患者のことを十分に把握して点滴を行なうことができているのか、と心配をする。カルテなどの情報を見る前に既に知っていることもあるからこそ、カルテの中の何を見るべきかがわかっているのだ。Aさんに、患者の「そういう情報はリーダーをやっているから入ってきた情報」であるのかと尋ねると、次のように話してくれた。

A　リーダーやり始めて、慣れてきたのもあったのかわかんないですけど、リーダーをやって、だいたい見えてくるような。だから、チームが今移ったんですけど、どちらかのチームにチームが変わると、結局、自分のチームはわかるけど、向こうのチームはちょっとよくわからない、それとか申し送りのときはそれを聞くんですけどね。（個別インタビュー：Aさん、12頁）

Aさんは、患者さんのことは「リーダーをやって、だいたい見えてくる」と語る。先に、リーダーばかりをしていると、患者に触れる機会がなく「残念」だと言っていたが、リーダーをするからこそ、見えることもあるようだ。

ここで注目したいのは、この「見えてくる」ことに続けてAさんが、チームを変わった今、「自分のチームはわかるけど、向こうのチームはちょっとよくわからない」と言い、申し送りのときは別のチームのことも聞いている、と語っていることだ。そして、夜勤のときにリーダーは、互いのチームの患者のことも気にかけているとも語る。この語りから、Aさんがリーダーをしながら把握しているのは、一人ひとりの患者のことに限らず、また、自分が担当するチームの患者やチーム全体のことだけでもなく、担当をしていない別のチームにまで向けられた関心、その志向性に映し出される病棟全体の状況であるようだ。それがAさんの言う、「リーダーやる人だったら」把握できている「全体像」である。その全体像とともに個別の患者のことを知るのだ。それは実際の実践、つまり一人の患者のもとのみにいるのではなく、動きながら状況へと応じつつ一人ひとりの患者のケアをするという実践的な「全体像」と言えるだろう。

互いの動きがわかる

Aさんが何を求めているのかは、これに続けて語った次の実践からもわかる。

A　あうんの呼吸じゃないけど、一緒に長く働いている人だと、お互いにやることがわかっていて、うまく何も言わなくてもさーっと動けるんだけど、そうじゃないときは自分がまず、苦手なんですけど、私そういうの、上に立って、じゃあ、なになにさん、これやって、私はこれをやるから、じゃあなたはこれをやってと言えば、とりあえず動くみたいな、そういうのが必要なんだなと思って、やっと（前の病棟の）最後、遅かったんですけど、気づいたの。そういう状況判断をするように、きっと自分がなっていったんだと思うんですけど、（略）（個別インタビュー：Aさん、13頁）

ここでAさんが語っているのは、異動前に十年余り働いた病棟で「最後」にできるようになった実践の仕方である。Aさんにとっては、「お互いにやることがわかっていて、うまく何も言わなくてもさーっと動ける」こと、あるいはそれが成り立たない場合は、自分で他者の動きを指示してみなを動かすこと、それが必要なのである。前の病棟では、そのような「状況判断」ができるようになり、「うまく働けているのかなという実感がちょっと」あり「無駄なく動けた」が、異動後の病棟では「まだ全然そういうのはない」。

以前の病棟でのこの実践は、「お互いにやることがわかっていて」、「お互いがうまく呼吸が合うようになってきた」からこそ成り立っていた。ここで何度も「お互い」と語られているとおり、Aさんにとって異動後一年余りを経た今、まだできていないのは、「互い」が「互い」の「やること」をわかって、「呼吸が合うように」「何も言わなくてもさーっと動」くことが成り立つ、互いの行為への応答による実践である。リーダーをやり始めて見えてくるようになったのは、この動きの土台となる、他のメンバーの動きを含めた病棟全体の患者の状況なのであろう。加えて、こうしたAさんの見え方や動きを他のスタッフもわかっていること、それをAさんが実感できていることも、「お互い」という言葉は示していると言っていい。これらの感覚は、一つずつ確かめられているわけではなく、Aさんがそのように動けることで経験される[4]。そして、異動をすることによって、そのようにできていた「状況判断」ができなくなった。そのとき、互いの動きをわかって動くことが実践の土台となっていたことに気がついた。

志向性の引き継ぎ

この気づきからAさんが着地したのは、看護という仕事の特徴である。

A　ナースはやっぱり技術者というか、触る仕事だなと、そういうふうに思って、何だろうと思うときもあるんですけど、この仕事っていったい何だろうみたいに。でも、やっぱり自分が見たり、聞いたり、触ったりして次につなげられる。何ていうかな、満足というか、結果が見えて、ああ、良かったと思うわけですね。でもそのためには、自分がやるとき前の人が、次はこうなるといいとか、自分ももちろん目標をもってかかわんなきゃいけないんだけど、前の人が、じゃあ、次はここまでできるようにやっていくとかというのが具体的に書いてあると、かかわりやすかったりとかするんですけど（略）。（個別インタビュー：Aさん、25頁）

Aさんは、今の病棟と対比させて異動前の病棟での実践を語りつつ、「ナースはやっぱり技術者」、「触る仕事」だと思うと言う。だがそこで語り終えずに、看護という「仕事っていったい何だろう」と再び自問する。

そしてAさんは、やっぱり看護は「自分が見たり、聞いたり、触ったりして次につなげられる」ことだと言う。ここでの「次」とは、「満足というか、結果が見えて」と語られているとおり、見たり聞いたり触れたりすること、それ自体がケアであり、そのケアに引き続き生じる「結果」であり、それへの「満足」などである。しかし、そのケアは決して一人で行なうことではない。「自分がやるとき前の人が、次はこうなるといい」と目標を示すことを求めていることから、ケアの目標は他（前）の看護師から引き継ぎつつ、自ら目標をもってかかわることなのである。つまり、Aさんの患者に向かうその志向性は、前に担当をしている看護師の志向性をも含んだ、ともに働く看護師たちとともに成り立つ行為となっている。そしてその起点には、じかに患者と接する「触る仕事」がある。「見てみないとわかんない」し、「触ってみないとわかんない」のであり、目標には患者に向かおうとするその志向性が孕まれてもいるのだ。

同様にFさんも、カルテを読んでわからなかったことであっても、じかに患者と接することで、そのカルテ自体もわかるようになると言う。「知らない患者さんがいた場合なんかも、初めはやっぱりかかわりにくいけど、一回話しちゃうと、話しちゃうと何かその後でカルテを見たほうが、より情報が入ってくるっていうか。」「ちょうど（見て知った患者とカルテの情報が）合わさる」。だから「自分の目で確かめたい」のだと。Bさんも、「患者さんを見たときに、『ここはどうなっているの？』とか『家族背景はどうなの？』とか、何か疑問点がたぶん浮かぶ」と言って、じかに患者を見ることを推奨する。このじかに経験されることに含まれる志向性が、看護師たちの実践を支えているのだ。

看護師の実践に他者の志向性が内包されているのは、まだ新しい病棟での経験が少ないAさんが、「よその病棟から来た」「私より若い」けれども「外科でけっこうそういうのをいっぱい経験してきている」看護師に経験を聞き、これを実践の支えにしていることからも読み取れる。

Aさんは、病棟を異動して一ヵ月ぐらいでリーダーを始めた。そのため、新しい病棟で患者のいろいろな状況に接してそれを知るよりも、リーダー業務の中で、状況を判断したり理解したりしていた。それがAさんに「これでいいのかな」と思わせていたようだ。それを補ってくれたのは、Aさんよりも若いが外科での経験のある同僚の話であった。あえて「若い」と語るのは、臨床経験年数だけではなく、そのような患者や状況にじかに接した経験を尊重しているためであろう。このように、他の看護師の志向的経験は引き継がれて、次の実践につなげられていく。

4　昔のように統合して見えるようになる

Cさんは、これまで病棟を異動した経験がなかったために、「新卒」として病棟に配置されたばかりの頃を想起して、「ある時点で、自分の目の向け方っていうのが質的に変わったような、何か、あ、私、もしかして動けてるっていう瞬間」があったと言う。そして、その「瞬間」を経験したからこそ、「今、危なそうだ」などのように「患者さんの状態」が見えてくるようになり、そのように見えている自分を感じるように思うと語った。Bさんも異動をしたときには、「まったく同じことじゃないんだけど、同じようなことを繰り返し経験することで、何となく危ないっていうのも経験をしていく上で危ないのかなっていう見方ができる」と続ける。新卒のときからしだいに動けるようになることと、いったんできるようになった後に、病棟を異動して再びできるようになることは、「まったく同じことじゃない」ようだ。では、「再び」できるようになることは、いかなる経験なのだろうか。

情報がバラバラで統合できない

これらを受けてDさんは、約六年間病棟を離れ、再び同じ病棟に戻って来たときの経験を想起して語り始めた。Dさんは、このときの経験を、感覚的に「新卒から二年目、三年目、すごい早いスパンで、自分が何かもう一回やったような感じ」「十年目ぐらいまでのスパンをたぶん一年ぐらいで」やっている感じであったと言う。その中で、Cさんも経験した「波に乗る瞬間」「質的に変化する瞬間」があった。次の語りは、病棟を変わってからの一、二年間の経験を振り返ったものである。

D　最初は、入って、（略）まず患者さんがわかんないでしょう。要するに、動きながら考えるっていうのをしてないから、六年間。だから、情報が全部バラバラに入って、統合できないんです、全然。全然統合できないとかって思って、新卒のように全部患者さんを書き出して、病気が何で、疾患が何で、こんなことをしてて、さすがに観察項目までは書き出さなかったけど（笑）。でも、いっこうにつながってこないなみたいな。それが、つながってないっていうのに、リーダーをやれって言われて。（略）それでも、言ってられないからリーダーを始めて、二ヵ月か三ヵ月ぐらいしたときに、何でしょうね、パッとつながる瞬間があったんですよ。あ、いけると思った瞬間があって、たぶんあれは、新卒でやっぱり、リーダーを秋に始めて、二年目の頭とか半ばぐらいの、ちょっとリーダー面白いって思い始めるようなあの時期の、あの瞬間がやっぱりあって。（3回目、7頁）

病棟に戻った最初の頃のDさんは、「まず患者さんがわかんない」状態にあった。それは、「動きながら考える」ことをしていないために、患者の「情報が全部バラバラに入って、統合できない」ためである。ここで注意したいのは、Dさんは六年前に、情報を「統合」できていたからこそ「統合できない」ことがわかり、また統合できている今から、そのときのことを振り返って語っているという点である。「いっこうにつながってこない」という焦りも、情報が「つながる」ことを知っていたからこそ、経験できたと言えるだろう。

Dさんは情報が統合できない状態への対処法として、「新卒のように」「全部患者さんを書き出して」、病気等の情報を記していた。患者の氏名も疾患名も、「バラバラ」の情報としてDさんに映っているために、病名やケアなどをすべて書き出しておかなければ、一人ひとりの患者がそれとして像を結ばず、すべきことを見落としてしまう。逆に、統合できている状態では、「動きながら考えること」、つまり援助をすること（行為）において患者が統合され、その統合においてすべきことが示されている。そのために、患者に応じて援助をすることが患者のことをわかっていることを実感させる。だからDさんは、「つながってない」その状態でリーダーをすることに懸念を示していたのだ。

他方で、リーダーを始めると、「何ででしょうね」と断ってはいるが、「パッとつながる瞬間」「あ、いけると思った瞬間」が訪れた。それは新卒として病棟で働き始め、「リーダーを秋に始めて、二年目の頭とか半ばぐらい」の時期に経験した、「リーダー面白いって思い始めるような」「あの瞬間」と同様の経験であった。目指していたそこに追いついたのだ。

ある瞬間に再びつながった

Aさんが語っていたように、リーダーをすることは、Dさんにおいてもそれまでとは違った世界の見え方を可能にする。それは、リーダーをすることが、何かを見えるようにするというだけではなく、リーダーができる頃に訪れる見え方があり、それがリーダーをすることでさらに見えるようになってくるようだ。

この状態に続けてDさんに訪れたのは、見方が「質的に変化」した瞬間である。

D　部屋に入ると、全部が見渡せる瞬間がやっぱりあって。で、乗ってきた、本当の意味で、何かちょっと自分が昔っぽいかなって思えたのは、やっぱり一年目ぐらい、一年終わったぐらいのときで。何なんだろう。だけど、どんなことが、質的に絶対変化しているんだけど、「何が？」って言われると、「何で？」とか言われると何なんだろう。頭の中で、いろいろなものがつながってくる瞬間とかがある。つながらなかったものが、ある日突然ピッとつながってくる瞬間があるというか。たぶん、あれはでも初めてやっていることではないから、新卒から二年目か三年目で、もう一回再び繰り返していることだから思い出しているんだと思うんだけど。そのときの感覚を思い出しているんだとは思うんですけどね。でも、何でかとか、何がとかはちょっとよくわからない。（3回目、7頁）

Dさんは、「部屋に入ると、全部が見渡せる瞬間」を経験し、そのときの感覚を「乗ってきた」と語る。しかし、「何が」質的に変わっているのか、「何で？」変わったのか、変わったことやその理由を問われると「わからない」。

他方で、「自分が昔っぽい」、「つながらなかったものが、ある日突然ピッとつながってくる瞬間がある」と語られているとおり、Dさんにとってその経験は初めてのことではなく、「もう一回再び繰り返している」ために、単に「全部が見渡せる瞬間」、「質的に変わった瞬間」としてではなく、その感覚を得ることが同時にそれを思い出すことにもなるという構造の経験として現れているのだ。あるいは、それを思い出すからこそ、その瞬間が経験できているのかもしれない。

「部屋に入る」や否や「全部が見渡せる瞬間」、それは、一つひとつの情報を意識的に集めたり、つなぎ合わせたりするのではない、必要な事柄がそのまま見えてくることを意味しているのだ。Dさんが「統合」というのは、一人ひとりの患者の情報に限らず、部屋に入ったときに全部が見渡せることでもある。

そして、その感覚が安定したと思われたのは、次のような経験においてであった。

D　最後にいけたって思ったのは、誰かの部屋に入ったときに、この人怪しいって思って（笑）。いや、みんなにとってたぶん当たり前の感覚なんだけど、初めて入ったその部屋に、え、この人、何か怪しいって思って、それこそ違うチームの患者さんが戻ってきて、「ねえ、あの人、怪しくない？」って言ったら、「そうなんですよ。一見普通なんだけど、超怪しいです」って（略）言って、これこれかくかくしかじかでみたいな話になって、あ、やっぱり怪しかったんだと思ったときに、完全に戻ったなって自分で思ったんですよね。やっぱり感覚っていうか、その怪しいっていうのは、ちょっと（不穏になる）危険とかそういう意味での怪しいだったんですけどね。目が合った瞬間に、この人怪しいって。

私　それは、それまで見ていなかった患者さん？

D　見ていなかった患者さんです。

私　何なんだろう。そういう感覚というか、それって何なんだろうなっていうことがあるんですかね。

B　ちなみに、その感覚はわかるんですけどね。それが何なのか。
D　そう、そう、そう。（3回目、8頁）

ここで「最後にいけた」と語られているとおり、この経験がDさんに、六年間の中断から以前（昔）の実践家の感覚に「完全」に戻れたと自覚させたのである。それは、ある患者の部屋に初めて入って「目が合った」とき、「この人怪しいと思っ」た感覚を得た瞬間に感じられたのであり、「みんなにとって」の「当たり前の感覚」が自覚できたときに訪れた。

Dさんがここで語っている「怪しい」は、夜に「（不穏になる）危険」があるという意味だと語られているが、まだ生じていない「不穏」という未来の状態を、患者と目が合った瞬間に先取りして感じられたことに意味があった。Dさんはこの「怪しい」という感覚を他の看護師たちにも伝え、それがみなに了解されたことで、「完全に」（六年前の）感覚に戻ったと思ったと言う。これはDさんが感じたことであったが、その病棟に長く勤務する看護師たちには「当たり前」の感覚なのであり、そのみなの「当たり前」が感じられたことが六年前に戻った感覚と結びついているのだ。Bさんは、この感覚はわかるがそれは「何なのか」と言葉に詰まり、Dさんも了解する。だから「怪しいって思った感じを記事にするのはすごい難しい」。みながそう思っていない可能性もあるためそれを記録に書き留める必要があるのだが、それができない。そのくらい経験していない者に伝えることは難しいが、この感覚は実感を伴い確かに病棟のみなと分かちもたれているのである[5]。

5　判断の流れに組み込まれる

入り込めない／入り込まないようにさせていた「馴染みのない病棟」は、看護師たちに、これまで簡単にできていたはずのことも手に負えるか否かをわからなくさせ、それにもかかわらずやってみることである種の困難を経験させる。その困難が彼らに、患者を前にしていつも既に行なっていたこと、それが「できる」という判断に支えられて働いていたことに気づかせた。また、馴染んでいない病棟において看護師たちは、患者の理解へと導いてくれる「いろいろ、めぐらす」手札が浮かび上がってこず、それゆえ眼前の患者は「漠然とした人」になってしまっていたことが見出された。たとえば、手札のひとつにその病棟の「科」やその科の知識が挙げられていたが、それは固定された知ではなく、「いろいろ、めぐらす」手札を浮かび上がらせる素地であり、違う科の患者が入ってくるとそれを際立たせる下地となるような分節化を促す動的な知としても働き出していた。

この病棟における素地となっている判断は、たとえば、患者をどの病室に配置するのかを考える際に働いていた。それは、固定された判断基準として知られていることではなく、患者の状態をもとにその部屋に配置することに決める「判断の流れ」を、その流れに参加する看護師同士で協働して作り出す、その中で互いに分かちもたれており、同時にその判断の流れは次の判断の下地となっていくという成り立ち方をしていた。そのためであろう、この流れは「下準備」とも語られた。さらにこれは、積み重ねられていくために説明することが難しく、それにもかかわらず判断として働くために「暗黙の了解」「些細な習慣」

と呼ばれることになる。

こうした判断や理解は、その場でその実践を直接行なうことによってのみ分かちもたれるわけではない。既に述べたように、看護師たちは複数人で複数人の入院患者を交代しながら援助している。それゆえ、じかにかかわっている患者の状態は、チームの全体の状態との関係の中で、あるいは、病棟の全体像を把握しようとする中で浮かび上がってくるのだ。ある特定の患者のことや状態が「気になる」、「引っかかる」のも、こうした構造に押し出されてくるためであろう。その全体像がそれとしてわかることを可能にするのは、前の勤務帯で働く看護師から、あるいは次の勤務帯の看護師への、看護の目標が伝達されているためでもある。その目標には、新たな病棟の看護方式に馴染まないからこそ見えてきた、じかに患者と接すること、じかに見て触れることによってわかること、それを支える看護師の患者への応答という身体性が孕まれていた。つまり、伝達されていくのは、患者のケアへと向かおうとする看護師の身体的な志向性を孕んだ、判断の流れを伴った実践なのである。

この、馴染んでいない病棟である程度の時間をかけて実践を行なうことで、ある瞬間、瞬間に、バラバラだった患者の情報が、患者に応じつつ統合されるようになる。この統合された全部が見渡せた感覚は、過去にできていた状態（昔の実践）が思い出されつつ捉え直され、先取りされた未来が重なり、病棟のみなの感覚と同じであることが確かめられたときに、結実する。この異動してきた看護師の感覚やそれとともにある判断は、病棟のメンバーの判断の流れにも組み込まれ、それによって病棟の判断の流れ自体も更新される。さらにこれは、患者とじかにかかわることでいつも既に生じている応答性（志向性）とともに引き継がれつつ、次につなげていくその流れの中で病棟の判断の下地にもなっていく。

注・文献

[1] 松浦恒仁・西尾由香里・澤合史絵・中林真織・岡本光子「女性看護師の勤務異動時におけるストレス因子と勤務属性との関連」『富山大学看護学会誌』2008, 7(2), 7-14.

[2] メルロ＝ポンティは、「モースからクロード・レヴィ＝ストロースへ」において、民族学を次のように記述している。この記述は、ここでのEさんの病棟へ戻る経験の理解に手がかりを与えてくれる。「それは一つの考え方、つまり、対象が『他者のもの』である時に課せられてくるような、そしてわれわれがみずからわれわれ自身を変える必要に迫られるような一つの考え方なのである。」（M・メルロ＝ポンティ／竹内芳郎・粟津則雄・海老坂武・木田元・滝浦静雄（訳）『シーニュ1』みすず書房、１９６９年、１９３頁）

[3] さらにメルロ＝ポンティは、次のようにも述べる。「一切の知覚は一つの交わり（communication）もしくはひとつの合体（communion）であって、それはわれわれによる或る未知の指向の引受けないし完成であり、（略）われわれの身体と物とがいわば対《つい》になることなのである。」（M・メルロ＝ポンティ／竹内芳郎・木田元・宮本忠雄（訳）『知覚の現象学2』みすず書房、１９７４年、１７１頁）

[4] 同書。以下の記述が参考になる。「私は私の身体を或る種の行為の能力として、また或る世界に関する能力として体験するのであり、私が私自身にあたえられるのは、世界に向かう或る手がかりとしてでしかないのだ」（２１８頁）。「ちょうど私の身体の諸部分が相寄って一つの系をなしているように、他者の身体と私の身体もただ一つの全体をなし、ただ一つの現象の表裏となる。」（２１８頁）

[5] 「みな（みんな）」については、西村ユミ『看護師たちの現象学――協働実践の現場から』青土社、２０１４年での分析を参照。

第3章　「困った」けど困ってない

第3章では、看護師たちの「困った」経験に注目する。既に習慣化されている実践であっても、第2章で見てきたように、それがうまくできなかったり、予定外のことやその実践が中断されたり、対応に困難が伴うような事態が起こったときに、私たちは自らの実践にまなざしを向け返す。その意味において、看護師たちが語る「困った」経験には、実践の仕方を言語化させる可能性がある。他方で、経験を積んだ看護師たちは、「困った」と思った出来事に働きかけ、「困ってしまわない」ようにもする。このグループインタビューに参加した複数人の看護師たちは、「困ったけど困ってしまわない」でいた出来事に関与しており、それを振り返って語ってくれた。本章は、それがいかに実現したのかを、語りの分析をとおして記述する。

1 「困った」に触発されて

ここで紹介する出来事は、3回目のグループインタビューの後半に、実践の仕方の複雑さについて語り合っていたその流れで、複雑さゆえに困ってしまったことや、うまく仕事が回らなくなった経験はないか、と私が尋ねたことへの応答として始まった。この問いかけにCさんは、「新卒のときはいつもそうだったね」と笑いながら応じ、Bさんは「困ったねって、カンファレンスにかける」と言う。そしてDさんが、「困った」ときの自分の感覚を探りながら、次のように語り始めた。

D　たとえば、どんなに仕事が忙しくなってきても、(困ったと)思うときは、あ、これは追いついてないぞ(笑)、だんだん手に負えなくなってきてるぞ。そのときは困ったなと思うけど、だけどそれは本当に困ってないというか、何ていうかな、追いついてないぞ、回ってないぞ、回ってない。自分で全然回ってない。今日はないぞみたいな、回せてないんだけど、回せてない自分はコントロールできてるから、それはたぶん、今先生がおっしゃっているような困っているとはちょっと違うと思うんですよね。

私　自分で自分をコントロールしている感じかな。

D　たぶん新卒さんとかはそこまでコントロールができないからパニックになっちゃうんだと思うんだけど、そこら辺はやっぱりちょっと違う。たとえば、患者さんがすごいケアになって、重症なものだから手に余るとか、そういうのも。

私 （沈黙）そんなに悩んだり、立ち止まったりするということは、日常的にはそんなにはないのかあ。

B 困るっていうのは、どういう種類の困るなのかわかんない。困ることは多々ある、仕事しながら。なんですけど、そのどれを困ったとして挙げるのか。

私 その乗っている感じがストップしちゃうような。

E 予定外のことが起きたとき。

B それは困っちゃうね（笑）。（3回目、17〜18頁）

Dさんは「仕事が忙しくなって」きて、「追いついてない」、「回せてない」、「手に負えなくなってきてる」、「患者さんがすごいケアになって、重症なものだから手に余る」ときなどに、「困ったなと思う」と言う。しかし、「けど、だけど」、「けど」と言葉を挟み、続けて「それは本当に困ってない」、その「回せてない自分はコントロールできてる」ために、私が問うた、仕事の複雑さゆえにうまく仕事が回らずに「困った」こととは少し違うのだと言う。このDさんの語りは、「困った」と思ったことを語りつつ想起することをとおして、その経験が単なる困った状態とは別の、ある種の実践の仕方であることを示している。この段階でわかることは、仕事に「追いついてない」、「手に負えない」状態に、「困った」と思うことと、「回せてない自分はコントロールできてる」こととを分けていることである。つまり、生じている事態にたいしては「困った」と思っているが、その渦中にいる「自分は」コントロールできているために、困ってどうしようもなくなっているわけではないのだ。それゆえ、「新卒さん」が自分を「コントロールができない」ためにパニックになる状態とは、違っていると言うのである。

もちろん、Bさんが「どういう種類の困るなのか」、「困ることは多々ある」と語っているとおり、経験を積んだ看護師たちも多様な「困る」ことをたくさん経験している。しかしここでは、何に困るのか、あるいはその困ったことにどのように対処しているのか、という視点から論じるのではなく、うまく仕事が回せずに困ったと思うことが、同時に「本当に困ってない」、「困っているとは少し違う」こととしていかに成り立っているのかを見ていきたい。その経験の語りは、彼らの実践の仕方の一側面を表わしていると思われる。

2 困ったと思うけど何とかなる

仕事が回せずに困ることとして、看護師たちは「予定外のこと」や「予期していないこと」を挙げてみるが、その出来事は、単に困ったこととして経験しているわけではないようだ。彼らの、困ったことを困っていない、「回せてない自分はコントロールできてる」経験は、それとしていかに成り立っているだろうか。Bさんの「このあいだ」経験した「困った」例を手がかりに、経験の成り立ちを見てみよう。

B　このあいだの患者さんも困ったよね、四人で押さえるときもね。あれも困ったなんだけど、どうなのかな。要するに、麻薬で痛みを抑える点滴をやっていて、朦朧としている人なんだけど、そんなに力が残っていたのかっていう感じ。わっと動き始めて。押さえたんだけど、これがまたすごい力で。でも、四人しかいないから、わーっと全員が押しているけど、どうするの、これは転ばすわけにはいかないぞみたいな。そういう困ったはあるけど、でも、今言ったみたいに、コントロールができてないわけではないから。

D　もう絶対転ばせないみたいなことはあったけど。（3回目、18頁）

Bさんが想起したのは、Dさんとも一緒にかかわった患者さんの「困った」出来事である。しかし、語り始めてすぐに、「あれも困ったなんだけど、どうなのかな」と語られていることから、必ずしも「困った」とは言い切れない経験であることが先取りして示されている。

ここで紹介されたのは、疼痛コントロールのために点滴をしていた患者が、麻薬のために朦朧としているにもかかわらず「わっと動き始め」、それを四人の夜勤看護師全員で押さえたという出来事である。「そんなに力が残っていたのか」と驚きが語られていることからも、これは「予期していないこと」であり、夜勤全員で対応をしなければならないことであった。それゆえ、困った状況であったと言えるが、「コントロールができてないわけではない」とも語られた。

ここで注目したいのは、「コントロールができてないわけではない」そのあり方である。このとき行なわれたのは、わっと動き始めた患者を四人全員で押さえた、という実践である。「わっと動き始めて。押さえた」、「四人しかいないから、わーっと全員が押している」という語りから、患者がわっと動いたときに、どう対応しようかと考えたり、看護師同士で相談したりしてその行為が決められたのではなく、四人ともが動いた患者に否応なく応答して押していたことがわかる。つまり、患者の状態の判断や、自分たちがすべきことを考えること（思考）が挟み込まれずに、患者の状態に直接的に応答したこととしてその行為は語られている。[1]そして、同時にそれは、その場にいた四人全員で行った協働実践でもあった。第1章でCさんが、「何かわかるときには、もう何かやっているんだ、次のことを」と語っていたとおり、看護師たちは「絶対転ばせない」、「これは転ばすわけにはいかない」状況にあることがわかる、そのときには既に患者を押さえていたのである。あるいは、患者の状態への直接的な応答としての押さえる行為が、「転ばすわけにはいかない」という彼らの判断を成り立たせていたとも言える。思考から行為という流れで応答が成り立っているのではなく、その応答という行為そのものの内で、ある種の思考が働いていると言っていいだろう。[2]このように、「絶対転ばせない」という判断には既に自らの行為が含まれているのである。言い換えると、患者の状態に応じて押さえるという行為が、その場の判断、とりわけ優先されるべきことをも成り立たせており、この行為と判断とが同時に生み出される構造が、「コントロールができてないわけではない」という感覚を作り出す土台となっていると思われる。

さらに彼らは、次のように続けて語った。

B　それは、だから困ったじゃないのかな。

D　だって、どこかで絶対収束するって思わなかった？　あのとき。

B　うん。何とかなるって。

D　何とかなると思ったよね。

B　困ったぞと思いながら、何とかなると思ったから。

私　何とかなるっていう感覚は、私もよくわかるんですけれども、その何とかなるというのもある力だと思ってます。現場のナースの。

B　ただ点滴が抜けたって、もう抜けたので、しょうがない、入れ直せばいい。とりあえず、この人が転ばなきゃいい、それが大事って。

私　何が大丈夫かっていうところが先にわかって、そこが押さえさえできれば、何とかコントロールできるというふうになるのかね。

B　何が問題で、何を優先しなくちゃいけないかっていうことがわかんないと、新卒じゃないけど、予測ができない、コントロールできなくて困っちゃう（笑）。（3回目、18〜19頁）

Bさんが「だから困ったじゃないのかな」と、患者がわっと動き始めたこの出来事と「困った」とを照合するが、それを受けてDさんは「どこかで絶対収束するって思わなかった？　あのとき」と言い、単に困っていたわけではなく、その先の状態までをも見越して応じていたことを確認する。それを受けた「何とかなるって」、「困ったぞと思いながら、何とかなると思ったから」というBさんの語りから、この夜勤でともに患者に応答していたBさんとDさんは、これを困ったことと経験しながらも、そのとき同時に「何とかなる」感覚をもっていたことをグループインタビューの場で確かめ合っていた。これらの語りから、患者の状態への直接的な応答としての押さえるという行為は、単に状況に否応なく応じて転ばせないよう（判断）くい止めただけではなく、「何とかなる」という結末（未来）を内包した行為でもあると言える[3]。それをBさんは、「予測」と語る。先に述べた、「とりあえず」、「この人が転ばなきゃいい」というそのとき（現在）を作る判断は、その行為の先取り（未来）を内包しているがゆえに成り立っていたと言えるだろう。それゆえBさんは、いずれ収束するという「予測」ができていることを「コントロール」と言い換えてもいるのだ。

他方で、その予測される未来は、単に、これから起こり得ることを意味しているだけではない。その未来は、患者の状態に応じた「絶対に転ばせない」「押さえる」という行為が作り出すのである。つまり、今の自らの行為が、未来の結末を導くことを先取りして把握しているのである。判断を含んだ直接経験としての行為は、未来の先取りとともに成り立ち、同時に、その行為が未来を作り出すという円環構造が、看護師たちの実践を形づくる。そこに、「自分はコントロールできている」という感覚が生起していたのである。

さらに確認したいのは、これらの実践が、「新卒のときはいつもそうだった」「新卒じゃないけど」というように、新卒の実践と対比して語られている点である。第1章においても、しばしば新卒の実践と対比して、経験を積んだ看護師の実践が浮かび上がっていたが、ここでの語りは、経験を積んだ看護師たちと新卒の困った状態とが別のあり方をしていることを示すものである。では次に、その新卒の頃の実践がいかに語られたのかを見てみよう。

3　新卒の反省的実践――こういうときはこう

経験を積んだ看護師たちが、自身の経験や実践の語りにおいて、幾度も「新卒」のそれと対比させるのは、みなが新卒を経験しており、また、毎年新卒の看護師の支援をしているためであろう。こうした言葉はCさんに、自らが新卒だった頃の「何したらいいかわかんなく」なった経験を想起させた。

C　夜勤で見回ってたら（患者さんが）息してなかったことが何度かあったんですけど、最初に見たときは、本当に慌てちゃって、「あ、ああ」ってなって。で、息してないと思って、患者さんを放っぽってナースステーションに戻っちゃったんですよ。で、何したらいいかわかんなくて、慌て者なので、私は、あたふたしてしまって、そのときはどうしようもなかった。けれど、一回それを経験した後に、あ、あのとき戻ってはいけなかったんだなとか、自分なりに反省をしたわけですね。ああ、こういうときには、まずナースコールをして、血圧計を持ってとか、自分なりにこうすれば良かったんだっていうのを頭の中でもう一回整理をするということをしたところ、二回目以降は、こういうときにはこうだってちゃんと動けていたので、何か一回あったことを、たぶん自分の中で一回整理をするという作業を、私はいつもしていると思う。

私　それも慣れることかな。

C　でも、そんな意識してしているとかいうわけでもないんだけど、（略）あそこがまずかったんだな。今度やったらそうしないようにしようって思って、それでそのときは、もうそれでもうよしにして、たぶんもう忘れちゃうんだろうと思うんだけど、次にあったときには、ああ、そうだよなと思って、そうやって動くとうまくいったりすることがあります。（3回目、19頁）

Cさんが語ったのは、新卒の頃に夜勤で見回りをしていて、患者が息をしていないのを発見したときの自らの対応である。それを初めて見たときのことが、「本当に慌てちゃって」、「『あ、ああ』ってなって」、「息してないと思って」と語られているとおり、Cさんは、患者の呼吸停止そのものに慌てて驚くという応答をしたと言う。驚きも、「患者さんを放っぽって」ナースステーションに戻ってきてしまったその行為も、患者の状態への直接的な応答であるが、それは今のCさんによって、「何したらいいかわかんな」かったための行為として意味づけられた。

これらの語りより、新人の頃のCさんの、患者の状態への応答は、息をしていないことそのものへの応答であり、そのときの「あ、ああ」という驚きや「あたふた」という行為には、先取りされた未来との関係、つまりある状態になることへの期待（予測）等々は内包されていなかったようだ。同時に、先取りできない状況では、今、すべきことを定めることができず、「自分はコントロールできている」という感覚は経験されていなかったと思われる。

さらにここで注目したいのは、Cさんが初めてのためにわからなかったこと、できなかったことを、自分なりに「どうすれば良かった」のかと、すべきであったができなかった「行為」を反芻している点である。次に同じような状況に遭遇したときに行なう「行為」を、今できなかったことを振り返って整理することで、次に動くことができるようになる[4]。しかし、ここで「たぶん自分の中で一回整理をするという作業を、私はいつもしていると思う」、「そんな意識してしているとかいうわけでもない」と語られているとおり、Cさんにとってこうした整理は、「いつも」行なっている「たぶん」としか言えない自明なことであり、またこの作業は「忘れ」られてしまってもいる[5]。

こうした「たぶん」としか言えない、そのつど繰り返し問い直される行為が、次の実践を生み出す。B

さんも、「予測をしない、今まで経験したことがないことが起こると、自分がコントロールできなくて困っちゃう」と語るが、「その後に、やっぱり思い返して」、「あのときに、ああいうふうにして、こういうふうにすれば」と考えてきたと振り返る。そしてこれはいったん「忘れ」られるが、「同じようなことが起こると、その修練で何回かやっていると出てくるのかな」と、自分の経験に置き換えてCさんの語りの確かさを保証する。

「何回かやっていると出てくる」。ここでBさんは、ある実践がその場に応じて「出てくる」ことをさり気なく語るが、その「出てくる」は、相手の状態への直接的な応答のことを言っているのではなく、こうした状況への直接的な応答とそのつどその場で求められることの差異を経験して、それを望まれた実践へと編み直そうとする振り返り、つまり過去の事態にいかに応答し得たかを反芻する作業をとおして実現する「出てくる」なのである。この未来を内包した応答も、過去を内包した「出てくる」実践において実現すると言っていいだろう。その意味では、経験を積んだ看護師の「経験」とは、反芻によって生まれたこの時間の厚みにほかならない。彼女たちのそのつどの看護実践にはこうした時間の厚みが内包されているのである。自らの看護実践を振り返るとき、自分が新人看護師であった頃の経験がともに想起されるのは、そのためであろう。

上述してきたとおり、患者の状態への直接的な応答は「自分はコントロールできている」状態の基盤になっていた。それゆえ、経験を積んだ看護師の「何回かやっていると出てくる」実践は、Bさんが語った「同じようなこと」への応答という側面を一方で含みもちつつ、他方で、そのつどの状態への直接的な応答という実践に支えられてもいた。この二面性が、そのつどの状況への応答としてある看護を、ある方向性をもった行為へと収斂させていると考えられる。

4　見通しが実践を決める

複数人で交代をしながら働く看護師たちは、勤務の交代時に、前の勤務者の目標（志向性）を引き継いでいくが、その際、少し先の未来に期待されていること（目標）、つまりその患者に期待される、少し先の状態にも関心を向けている。このように目標を置いて、治療や援助が組み立てられているのだ。それゆえ、協働する他者がいかなる長期的な目標をもっているのかがわからないと、実践の見通しが立たなくなってしまうのである。その問題性をAさんは、医師との協働を例に挙げて次のように語る。ここでは「困った」例として語られた。

Ａ　私は困るのが、先生が何を考えているのかがわかんないんですよ。（略）先生が何考えているかっていうか、見通しが、たとえば、「あと二週間ぐらいで血糖のコントロールをつけて退院させます」とか、「施設を考えています」とかっていう何か明確な目標がないと、何を思ってその人のところに今日行ったらいいかわかんないし、検温をして、話をすることで、上手に患者さんから情報をもってこれればいいですけど、なかには、「看護師さん、聞いてないんですか」とか、「看護師さん、どうやって聞いてるんですか」とか言われると、また「ああ」みたいな（笑）。それが何か困ります。（略）ただ、それが上のある程度キャリアがあるナースだったら、きっとそういうの（カルテに書かれている読みづらい文字など）を読み取ったりとか、先生にいつも聞いて、情報をもって、その人にかかわるんだろうけど、（異動したばかりの）私とか、若いナースとかは、やっぱり何も目的をもたないでたとえば行っちゃったりして、何だろう、結果的に患者さんにいいことをしてたのかなとかって思うときがありました。

私　ということは、一緒に働いているドクターもそうだけれども、ある程度一緒に働いている人が何を考えているのか、この患者さんをどうしようとしているのかっていうことをわかりながらでないと動きを取れないけど、おおむねそれをわかって動いている？

A　なくて動ける患者さんだったら行きやすいんですけど、たとえば今日、ああ、じゃあ、オペ前のムンテラ聞いたんだったら、じゃあ、どういうふうに患者さんが受け止めたのかなとか、たとえば書類はちゃんと出ているのかなとかっていうのを持って行けるんですけど。行って初めて、何か再来週あたり退院でとか、別に退院とかだったらいいんですけど、「は？」みたいな予想外の情報をもらったりすると、そんなこと患者さんに言ってたんだみたいな、患者さんと先生の間でちゃんと話は煮詰まってたんだけど、ナースだけは知らなかったとか、そういうのは困る。（3回目、21〜22頁）

ここで語られている困ることとは、これまでのように患者に直接応答する次元の経験や多重課題に追いつかないこと、つまり自分が状況に応じていくこととは少し違い、応じることの間に第三者が介在するために生じる困ったことである。

ここでAさんは、医師の考えていること、つまり患者に対する治療等々の長期的な「見通し」がわからないことに、そして、それゆえに患者とのかかわりに困難が生じたことを語った。「明確な目標」が見えることで、「何を思って」患者とかかわっていいのかも決まってくる。治療のために入院をしている患者の、その見通しが見えてこないと、「何も目的をもたないで」患者さんのもとへ行くことになり、「結果的に患者さんにいいこと」、必要なことをしたのかどうかがわからなくなる。たとえば、手術前の説明を受けている患者には、それをどのように受け止めているのかを確かめてみようとする。施設への退院の目処がつけば、施設での生活を見越したケアが計画できる。

これを語った頃のAさんは、病棟を異動して間もない頃であり、まだ、医師から必要なことを「いつも聞いて」「情報をもって」いるわけではなかったようだ。まだ癖のある医師のカルテの文字を読むこともままならない。患者さんから「看護師さん、聞いてないんですか」と言われるのも困る。逆に言えば、この「困る」は、それまでのAさんが、つねに既に、ともに働く医師や看護師が患者にもっている「目標」や方針を知りつつ実践をしていたことを物語っている。目的をもって関与できるように、医師や他の看護師の考えや方針を前もって、そのつど必要と思われるところで聞いていたのかもしれない。それが、協働実践を可能にしているのであろう。病棟を異動したことによって、改めてそれを自覚させられた。

先に、経験を積んだ看護師たちの患者の状態への応答には、過去の経験の反芻によって可能となった未来の先取りや判断が内包され、さらにその判断や行為が未来を形づくるという円環構造をしていることを記述した。ここで加えておきたいのは、この円環構造には、前の勤務者たち――もちろんそこには自分自身も含まれている――が積み重ねて理解してきた患者の状態とそれに応じたケアの目標、それを未来へとつなげていく志向性の引き継ぎが内包されていることである。そこには、治療にかかわる医師たちの目標、およびそれをどこからどのように知るかということも組み込まれている。このように分かちもっている看護や治療の目標（＝遠い未来の見通し）が、患者へ向かおうとする志向性を支えているのであって、それは、患者の状態への直接的な応答のみによって構成されているわけではない。が同時に、直に接することに教えられてもいることから、そのつどの状況に促された応答が遠い先の見通しを可能にしているとも言えるだろう。

このように記述してくると、「回ってない（が）自分はコントロールできている」という感覚において、経験を積んだ看護師は、患者や病棟をコントロールする主体となっているわけではないこともわかる。しかし他方で、完全に状況に委ねて実践をしているわけでもない。患者の状態や状況へと応答しつつも、その応答には、先取りされた未来、それによって定まる判断が内包されているのである。そして、その未来自体を形づくるのは看護師たちのこうした実践であった。それらの内包された判断は、新卒の頃から直接的な応答とすべきこととの差異を反芻して、その場に促されて「出てくる」ようになった、その過去の更新によって成り立つ実践において実現する。またそれは、一人の看護師と患者との関係のうちで結実していることではなく、他の看護師や医師の志向性を引き継ぎつつ、次の勤務者にも引き継がれていく中で目標が定まるという構造として記述された。彼らの「自分はコントロールできる」という経験は、何らかの対象をコントロールするのとは違った、このような実践の成り立ち方、その時間性を含みもった確かな感覚であると言える。

注・文献

［1］メルロ＝ポンティも述べているとおり、「彼の身体をつうじて、対象が直接的に彼の運動を規制するのである」

（M・メルロ＝ポンティ／竹内芳郎・小木貞孝（訳）『知覚の現象学1』みすず書房、1967年、223頁）

［2］「私の身体の運動経験は、（略）われわれに〈行動的＝認識〉という、世界ならびに対象への一接近方法を提供するものであって」（同書、237頁）。

［3］行為における未来の先取りについては、M・メルロ＝ポンティ／竹内芳郎・木田元・宮本忠雄（訳）『知覚の現象学2』みすず書房、1974年の「時間性」についての記述を参照。

［4］医師の思考過程を探求したグループマンも「異なる分野に従事する医師が驚くほど似た方法で能力を身につけることがある。彼らは主に、失敗や判断の間違いを認めて記憶に留め、その記憶を思考に組み込むのである。研究によると、その能力を獲得する鍵は、実践の持続だけではなく、自分の技術的なエラーや見当違いな判断を正確に理解するためのフィードバックにある」と言う。（J・グループマン／美沢恵子（訳）『医者は現場でどう考えるか』石風社、2011年、26頁）

［5］「身体が一つの新しい意味づけによって滲透されたとき、身体が一つの新しい意味の核を同化したとき、身体が了解した、習慣が獲得された」と言われる（前掲書［1］、246頁）。この習慣化された身体は、認識される以前の営みであり、はっきり自覚することが難しい。

第2部　行為を踏みとどまらせるもの

経験を積んだ看護師たちは、一人ひとりの患者や彼らを取り巻く状況の、その先に〈見えてくる〉ことに追いつくように動いていると語るが、その〈見えてくる〉ことは、彼らが繰り返し類似した状況に遭遇しつつそれを振り返ることをとおして、すべきこととともに浮かび上がるようになってきた。このように実践を形づくっていく専門家を「一定のタイプの状況に繰り返し出あうスペシャリスト」と呼んだのはショーン[1]であるが、彼はこの経験の繰り返し自体が、「実践〈練習 practice〉すること」にもなっていると述べる。そして、類似の実践を繰り返す中で、同じタイプの事例に遭遇しても驚かなくなり、ある種の行為や判断を立ち止まらずに行なえるようになると言う。

こうしたスムーズな実践は、一方で、別の事柄へと注意を向けることを可能にするが[2]、他方で、視野の偏狭をもたらすことになったり、考えることなしに身体を先へ先へと動かすことにもつながりやすい。実際に、「いつもどおり」に応じてしまったがために患者の家族を傷つけてしまった経験と、そのことに対する反省も、後に紹介するグループインタビューにおいて語られた。つまり、第1部で紹介した前のめりにも見える動きのうちには、彼らの先へと進もうとする振る舞いを押しとどめる経験も宿されているのである。たとえばそれは、彼らにとってひとつの転機（「自分が変わるきっかけ」）となるような、引っかかりを残す印象深い経験として埋め込まれていた。看護師たちの、自分たちの実践を語るその内容が、こうした印象深い患者とのかかわりの経験へと促されていったことが、それを端的に物語っていると思われる。

印象深い経験として語られたことの多くは、比較的経験の浅い頃の、あるいは既に数年を経ている出来事だった。経験が浅い頃に出会ったからこそ印象深く記憶していたのかもしれない。あるいは、引っかかった出来事だからこそ、それを繰り返し問うてきたからこそ、印象に残っているとも言える。が、ここではそのように事実を一般化することへと向かわずに、その事実から、ある印象深い経験、あるいは気がかりな経験が幾度も想起され、意味づけ直されていたことに注目して、その想起のされ方、つまり想起するという行為と看護実践との関係について見ていこう。

第2部では、今でも「引っかかり」続けている患者との経験を語ったCさんの看護実践を紹介することから始める。それは、その後の看護師たちの語りにおいて、たびたびCさんの看護が言及されたためでもある。

文献

［1］D・A・ショーン／佐藤学・秋田喜代美（訳）『専門家の知恵――反省的実践家は行為しながら考える』ゆみる出版、2001年、103頁
［2］塚本明子『動く知フロネーシス――経験にひらかれた実践知』ゆみる出版、2008年

第4章　応答としての苦しみ――「引っかかり」はいかに問われるか

第4章では、まず看護師Cさんの語った患者とのかかわりの経験に注目し、その経験をめぐりグループインタビューの参加者たちがいかにCさんの実践を語りつつ意味づけていったのかを紹介する。

Cさんは、長期間にわたって受け持った一人の患者とのかかわりに「引っかかり」を覚え続け、数年を経た今でもそのことを消化できずにいると言う。この経験は、二回目のインタビューにおいて自分らしい看護について話して欲しいと依頼したことに応じる中で語り出された。自分らしい看護であるその実践が、Cさんにおいては、消化できずに引っかかり続ける経験としてあるのだ。この「引っかかり」として語られる経験は、彼らの看護実践においていかに位置づけられる事柄なのだろうか。

Cさんが「引っかかり」を残している経験として語ってくれたのは、慢性骨髄性白血病の急性転化[1]によって入院をしてきた三十代の女性患者、赤土さんとのかかわりである。彼女は、造血幹細胞（骨髄）移植後の一年余りを合併症に苦しみ、自らの意志によって命の幕を下ろした。長期間にわたって赤土さんのプライマリーナース（入院中の受け持ち）として看護を続けてきたCさんは、突然訪れた彼女との死別を

「わからないですけど」と言いよどみつつも、二年以上を経たこのグループインタビュー時においてもなお「心の奥をキュキュキュッと引っかかれるような経験」なのだと語る。この心の痛みとも言える経験に押されるように、Cさんは赤土さんとのかかわりを語り直していく。

1　苦しみに応じること

治るための頑張り

入院当初、赤土さんは白血球の著しい増加のために、すぐに治療を始めなければ命を落としかねない状態にあった。しかし、その治療として行なわれた化学療法では期待される効果を得られず、「骨髄移植しか治療方法が無い」という状況に追い込まれたと言う。赤土さんは、「移植をやったらよくなるかもしれない」という期待と、「治るために頑張りたい」という意思から移植に踏み切った。が、この移植はリスクが高く、後々その妥当性を考えさせられることになった。

C　（赤土さんは）一応治るために頑張りたいということで、クリーンルームに入りながらも、けっこう自分のことも一生懸命やってたし、薬飲むの大変でも自分で頑張りますっていう感じ。けっこうすごく頑張り屋さんで頑張ってた。「自分のためだから頑張る」って言って、ずっと何とかやってたんですけど。（4回目、1〜2頁）

赤土さんについては、四回行なったグループインタビューのうちの二回目と四回目で触れられたが、いずれもCさんは彼女の「頑張り」から語り始めた。この繰り返される「頑張り」の語りには、「だからすごい応援してあげたかった」という言葉も添えられており、いかに赤土さんの頑張りがCさんを引き寄せていたかが覗える。言い換えると、リスクの高い骨髄移植であったにもかかわらず、それをしなければ赤土さんの命が危ない状態にあることは、この治療を受けようとすること自体が既に治るための頑張りであり、さらに、副作用による感染の危険から命を守るために、外部との交流を閉ざされたクリーンルームで過ごすこと自体も、ある種の頑張りとして見えてくる。その上、衰弱した治療中の身にとって容易ではない、薬を飲んだりうがいをしたりするなどの身の回りのことも自分でしようとする赤土さんの様子は、頑張ってなされていることとして意味づけられる。

他方で、赤土さん自身も繰り返し「頑張る」という言葉を発していた。それは、化学療法に引き続き骨髄移植を受けねばならない状況が言わせるのであり、大変な治療であってもそれを受けようとする、赤土さんの「治る」ことへの意志として表現されているのである。そうした赤土さんの表現にCさんは応じずにはいられない。いや、そのように見えていること自体が、既に応じていることでもある[2]。また、「頑張りたい」というその言葉を受け止めるCさんたち看護師の存在は、逆に赤土さんが「自分で」頑張ることを成り立たせてもいる。つまり、応援する者の存在自体が、「大変でも自分で頑張ります」「自分のためだから頑張る」という言葉を生み出し支えているのである。Cさんが引き寄せられた赤土さんの「頑張り」は、手を差しのべようとするCさんたちの、その手を借りずに自分で頑張ろうとする彼女の振る舞いでもあったのだ[3]。そうであれば、ここでのCさんたちの看護実践は、苦しむ赤土さんの援助を行なうという一方向的な営みなのではなく、赤土さんの頑張りに応じるCさんの関与や存在が、自分で頑張るという赤土さんの行為をも生み出している。一方（Cさん）の働きかけは、働きかけようとしている相手（赤土さん）の側に促されたものとして成り立っているのだ。

その部屋に行くのが辛くなってしまって

移植した骨髄が生着し、クリーンルームを出ることができた赤土さんだったが、その頃から、移植後の急性移植片対宿主病（Graft Versus Host Disease：以下GVHD）の症状が現われ始めた。[4] 急性GVHDは、移植片が宿主である患者を「非自己」として認識し、患者の皮膚や消化管などを攻撃するために引き起こされる合併症の一種とされる。[5] そのため、赤土さんの皮膚は人相が変わるほど赤く腫れ上がり、ひどい下痢にも悩まされた。しかし彼女は、「GVHDが出てるってことは一生懸命戦ってくれているっていうことだから」と言って、目に見えぬ移植骨髄の働きに期待を寄せて頑張り続けた。その状態は、移植後、長期間に及んだ。

ようやく急性GVHDの症状が治まりを見せたのも束の間。次いで、赤土さんは、視力の低下や呼吸困難、皮膚のひどい乾燥、手の震えなどに苦しめられた。これらの症状は慢性GVHDと呼ばれ、移植された骨髄が患者に生着した後に造られたT細胞によって、皮膚や消化管、眼、肺などがトラブルを起こしたものと説明される。この苦しみは赤土さんをひどく憔悴させたが、そのような状態にあってもなお、「手震えてるけど仕事できるようになるかなあ」と言って、職場に戻れなくなることのほうを心配していた。「本人なりに希望はもっていた」。Cさんたち看護師も、「できるだけ本人に希望をもって欲しかった」ために、「この状況を乗り越えて頑張っていこうね」と声をかけ続けた。

ところが、この頑張りは一変する。ある日を境に赤土さんは、「すごく頑張って頑張ってやってきたのに、何でこんな苦しい思いしなきゃならないの」と訴え始めたのだ。

C　だけど、本人ももう、移植の後から大変な思いをして、治るために頑張ってきたのにそんな状況になっちゃって、もうなんか我慢っていうか、頑張れる限界がたぶん来ちゃったと思うんですね。親もたくさん食べないとダメだからって言って、すごく一生懸命、毎日毎日けっこう遠いところからだったんですけど、毎日来て、好きなものをもって来てくれたりとか、いろいろやってたんですけど。本人が限界になってしまったんですね。いろいろ親とかにもあたっちゃうし、看護師にももう、全然楽にならないということで、毎日毎日あたられちゃうもんですから、みんなその部屋に行くのがほんとに（ふっと笑って）辛くなってしまって。（4回目、2〜3頁）

長期にわたり苦しみや厳しい現実に屈せずに、自らの頑張りに対する応答（看護師たちの応援）のその応答として、赤土さんは頑張りを成り立たせてきたが、その頑張りに孕まれていた苦しみは、頑張りを怒りに変えた。Cさんには、これが赤土さんの「頑張りの限界」として映ったのだが、それは「全然楽にならない」という、自分たちの援助が及んでいないことを指し示すものであるとともに、怒りを伴った表現として感じられた。怒りが親やCさんたちに向けられたのは、頑張りを成り立たせていた応援への応答でもあったためであろう。だからこそ、「すごく頑張って頑張ってきたのに」なぜ、という赤土さんの問いも、頑張りをともに形づくってきた親や看護師に向けられたのだ。また、頑張りが怒りに反転したとき、頑張りに応じてきたCさんたちは赤土さんの苦しみでもある怒りに押し戻され、その苦しみを前にして、それ自体に手を届かせることができないまま戸惑い、それを辛さとして経験した。

また、「辛くなってしまった」という言葉の前の「ふっ」という微かな笑い声は、赤土さんの部屋に行くことと自分たちの辛さとを、直接結びつけることのためらいの現われと言える。赤土さんを楽にできないこと自体が辛さを生み出しているにもかかわらず、その苦しみに向かうことすら辛くなってしまうのだから。Cさんは、インタビューの場で語りながら、「病室に行くこと」が「辛くなる」自らの経験の意味を、捉え直す作業を行なってもいたのだろう。

すごく気になる

しかし、そのような赤土さんの状態は、Cさんの足を遠退かせるだけではなかった。Cさんを辛くさせる彼女の苦しみは、Cさんたちが応じ続けてきたことであり、それゆえ余計にCさんの関心を引き寄せる。

C　私自身も、彼女のことすごく気になってて。（治るために）やっぱり（彼女は）移植をやった。で、骨髄移植っていうのはやっぱり助かるためにやるものだし、余計な苦しみを与えるだけだったらやらないほうがいいなあとも思ってたし。そういう苦痛なところで、「骨髄移植を何でやってしまったの」って本人が言ってることが、すごく気になってて。（4回目、3頁）

これを語ったのはCさんだったが、「私自身も」と語られていることから、他の看護師たちも、親や看護師たちに怒りを向けざるを得ない状態にある赤土さんのことを気にかけていたのであろう。

ここでは、Cさんが繰り返す「すごく気になって」いるという経験を、もう少し詳しく見てみたい。Cさんはまず、「骨髄移植っていうのはやっぱり助かるためにやるもの」「余計な苦しみを与えるだけならやらないほうがいい」という言葉を述べてから、「そういう苦痛なところで、『骨髄移植を何でやってしまったの』って本人が言っていることが、すごく気になって」と言葉をつなぐ。この言葉どおり、赤土さんは「治るため」に移植を選択した。にもかかわらず、その治療のために苦しみ続け、その選択に疑問を挟む、あるいはそのことを否定するような言葉を発するのである。それゆえ、赤土さんのこの言葉はCさんに、助かる希望をもつこと自体への疑問として聞こえてきたのかもしれない。苦しみつつも、助かる希望を頑張りとして表現し続けてきた赤土さん。Cさんたちはそれへと手を差しのべてきた。その志向性を断ち切るような、自らの命への諦めにも聞こえてくる言葉に、そして引き続く苦しみに、Cさんはますます強く引き寄せられる。

C　辛いときにほんとに薬も効かないし、何にもできないんですけど、ずっと一時間近くそばにいて、泣いてるところを横にいたりとか、背中さすったりとか、そういう話聞いたりとか、そういうことするしかほんとにできなくて。そういうこと続けてたわけですね。本人はそれで気持ちを少し取り直したり、また落ち込んだりっていうこと繰り返してたんですけど、移植してから、二〇〇、三〇〇日、けっこう一年経つか経たないか、かなりの時間が経ったんですけど、もうずっとその状態で。（4回目、3頁）

苦しみや、その苦しみのために助かる希望を見失いかける赤土さんのことが「すごく気になる」が、その苦しみを取り除く手立てがない。しかし、苦しみを前にして「何もできない」という状況が、Cさんを赤土さんの傍らに「ずっと一時間近く」留まらせもする。「何もできない」けれども、その場を立ち去れずに赤土さんの傍らに居続ける、そのことが、Cさんの手を彼女の背に伸ばさせ、苦しみの声に耳を傾けさせる。逆に言うと、それらの行為が、「何もできない」と言うCさんが赤土さんの傍らに居続けることを可能にしていたのかもしれない。それは数百日にも及んだ。

完全に入りきらない

Cさんたち看護師は、いつもつねに赤土さんの苦しみや病いに応じていた。それは、頑張りを見て取ることであったり、怒りに応じる辛さであったり、苦しみへの気がかりであったりもした。この、「見ているほうも苦し」くなるような「人が苦しんでいる状況」に接しているとき、Cさんたちは何を感じ、どのような気持ちでいたのだろうか。グループインタビューの場でそれを尋ねると、Cさんは次のように語り始めた。

C　同じところに入り込んじゃって、同じ苦しみとか悲しみをもろに浴びちゃうと、何かその感情に翻弄されて見えなくなっちゃうんじゃないかなと思ってるんで。でも入り込むんですけどね。入り込むんですけど、その入り込んで（も）この辺（自分の頭の上辺りを示す）に自分がいる。わかるかな？

B　完全に入りきらない。

C　この辺にね、自分を置いとかないといけないなっていつも思いながらやってる。

B　あんまり近くに寄りすぎてしまうと、だから本当に一緒に家族と同じような立場ですよね。私は医療者なんだからって思いを、別に入り込むことが決して悪いんではなくって、医療者であるっていうことを自覚することで、何ていうの、素に戻るじゃないけど、ねえ、ちょっと待てよって。あの家族と一緒の気持ちになることが必要なときもあるけど、今は家族と一緒の気持ちじゃなくって、医療者として接したほうがプラスになるっていう、そういうようなことでしょ。

C　そうしたら何かこう熱い心はもってるんだけど、冷静な判断もしなきゃいけないから。（2回目、23頁）

そしてBさんは、「一歩ちょっと置いてみないと、それができなくなっちゃう」と加える。Cさん、Bさんは、同じところに「入り込ん」でも、自分の状況が見えなくなるほど完全に入り込まないように、「いつも」自分の外に「自分」を置いて、そこから見ているようにしていると言う。そう思い続けていなければ、「苦しみや悲しみ」などの「感情」に「翻弄されて」しまうというのである。「いつも」しかし、既に見てきたように、Cさんが赤土さんの言動や振る舞いに頑張りや苦しみを見て取ること自体、そして、怒りに押し退けられて赤土さんに向かうことがためらわれてもなお彼女のことが「気になり」その傍らに留まり続けること自体が、赤土さんの状態に促された応答となっていた。つまり、患者の状態を知覚すること、そして否応なく引き寄せられて患者に向かおうとする行為的な感覚は、そうならないようにと思う以前に、既に働き出しているのだ。だからこそ、「感情に翻弄されて見えなくなっちゃう」かもしれないと思わされるのであり、そうならないように「一歩ちょっと置いてみる」ことに意識的にならざるを得ないのである。このように、「一歩ちょっと置いてみる」、「完全に入りきらない」と思わされるということは、それ以前に患者の状態に応答してしまっていることの現われとも言えるだろう。

この応答が自覚に先立って働き出していることは、「完全に入りきらない」ように「いつも」思っていることを語る際には「入り込んで（も）この辺に自分がいる」、「自分を置いとかないと」というように行為主体である「自分」が意識されて語られているにもかかわらず、「入り込む」ことを語る際には「入り込む」そのこと自体が繰り返されるのみで、自分のことだけではなく入り込む先もその相手のことも表現されていないことから見て取ることができる。つまりこの「入り込む」は、「私」「自分」の行ないとして意識的に取り組まれていることではなく、また対象化して説明できることでもない。「見ているほうも苦し」くなるような「人が苦しんでいる状況」との直面において、自覚する手前で既にそれに応じている感覚を表現した言葉ということができるだろう。こうした感覚が、「浴びる」、「入る」、「近くに寄る」などの身体の動きにかかわる言葉で語られているのは、そのためである。

メルロ＝ポンティによれば、このような感覚的経験としての知覚は、「主体の観念と対象の観念のこちら側にある、発生段階での私の主観性の事実と対象とであり、つまりもろもろの観念や事物が生れ出てくる原初的地層」[6]として見出される。それゆえこうした経験は、特定の「誰か」という「人格的行為」としてではなく、「つねに〈ひと〉というあり方のうちにとどまっている」[7]、「無名の実存」[8]として、意識する手前で私たちに与えられる。それゆえ「われわれがそれを明白な反省作用によって思い浮かべた瞬間には、既に世界にかかわってしまっている」[9]のだ。Cさんの経験に置き換えると、患者の感情や苦しみに翻弄されないように、と彼女が思った瞬間には、既にその感情や苦しみに応じてしまっていると言える。「医療者である」ということの「自覚」、それだからこそ「冷静な判断」をしなければならないという考えも、それとして気づく手前で否応なく応じてしまっている感覚を「いつも」経験しているからこそ、それに翻弄されぬよう、そこから一歩退こうとする経験が生み出されているのであろう。

またそれゆえ、Cさんの語りに応じるBさんは、ときに入り込みすぎて「どっぷりつかって」いる後輩や同僚を見ると、あるいはそうせざるを得ない状況に遭遇すると、逆に、そのまま入り込んでみることを勧めてみるのだという。この「入ったり出たりっていう距離感」の微妙な具合は、Bさんが「経験してみないとわからない」と語っているように、入り込むことをとおして学ばれることであり、患者の状態、それへの応答をとおして教えられることなのだから[10]。

2 「引っかかり」の捉え直し

心残り

移植から一年余り。赤土さんは気持ちを取り戻したり落ち込んだりを繰り返しつつも、慢性GVHDの症状にずっと耐えていた。Cさんには少なくともそう見えており、その苦しみに手を差しのべ続ける中で赤土さんと「おんなじ空気を吸っているな」と感じられるときもあった。しかし、彼女はある晩、「今日は苦しくないから（略）大丈夫」と言い置いて、自分自身の意志で逝ってしまった。赤土さんのことをずっと気にかけ続け、傍らで彼女の言葉を聴き、彼女の背をさすり続けてきたCさんは、その傍らの存在を、自分をそのように突き動かしていた存在を、突然喪ったのだ。

いなくなった赤土さんのことを、Cさんは幾度も「引っかかる」と語り直す。ここでは、長期間にわたって経験され続ける「引っかかり」という感覚が、いかに成り立っているのかを見ていきたい。

C　それが私の中ではすごく引っかかっていて。何か精一杯（略）、してあげたいって思ってたし、自分なりにそのときにはベストで頑張ったつもりではいたんだけど、何かこう救ってあげられなかった。で、せめて何かこう、病気になったことに対して彼女なりに意味を見つけて、意味を見つけて、病気になったけど、それは自分の中ではこういうことだったんだっていう意味がね、見つけられたらね、そんな自分で命を絶つってことはしなかったと思うんだけど。何かそういうのがね、してあげられなかったのがね、すごく心残りでたまらないわけですよ、今でも。（2回目、20頁）

これは、赤土さんの死への言及に引き続いて語られた。Cさんは、赤土さんに「精一杯」、「ベストで頑張っ」てかかわったのだが、結局「救ってあげられなかった」。「自分で命を絶つ」ということは、たとえば苦しみの中にあって「生きる意味が見つけられない」と嘆いていた赤土さんが、それができなかったことを意味しているのであり、Cさんには、彼女が自分で命を絶たずにすむような「何か」を「してあげられなかった」こととして経験される。だから「すごく心残りでたまらない」。

この「心残り」が語らせるのだろうか。Cさんは2回目のインタビューで、赤土さんが亡くなったこと、自分なりに「全力で精一杯」、「誠心誠意込めて」かかわったこと、そして「何かもっとできたことがあるのかな」という自問、これを同じ順序で繰り返し語り直した。精一杯かかわったというその実践が内包する、漠然としたままの「何か」できたかもしれないこと、そしてそれが不足していたということ。赤土さんの突然の喪失がもたらしたこの実践の問い直しの反復が、「今でも」、「すごく心残り」という感覚を生み出し続けているのである。

具体的な心残りの内容も語られた。

C すごく心残りなのが、やっぱり最初に移植しかないって言ったときに、本人も移植しかないからって言って、私たちもそれしかないからって思っちゃって、ワーッて流れて進んで行ってしまったんですけど。そこでやっぱり看護師が、そういう状態で移植するっていうことはどういうことなのかっていうのを、やっぱり最初に一度立ち止まって、誰も考えられなかったっていうのがすごく残ってて。（4回目、3～4頁）

骨髄移植をしなければ、赤土さんは数週間の命だったかもしれない。が、「残された時間をそこでなんか違った苦しみで、数百日は長く生きたけど、それが何の意味があったんだろう」とCさんは述懐する。今になって振り返ると、そのとき「一度立ち止まって」考えられる人がいなかったことが悔やまれる。たとえ、結果的に移植を選んだとしても、立ち止まって考えてそうしたのと「そこをスルーして」決めたのとでは、その意味が違ってくる。赤土さんは慢性GVHDに苦しみながら「生きる意味が見つけられない」と言っていた。そして彼女は、その意味を見出せないまま逝ってしまった。リスクの高い「移植をするっていうことはどういうことなのか」を立ち止まって考えられなかったことが、生きる意味を問わずにはいられない状態に、そしてそれを見つけられない状態に赤土さんを追い込んでしまったのかもしれない。そのためであろう、Ｃさんは幾度も「彼女なりに意味を見つけて、意味を見つけて」、「意味がね、見つけられたらね」と、赤土さんとともに探しあぐねていたことを言葉にするのだ。赤土さんはこの言葉を残したまま いなくなり、そしてそれは、今でもＣさんの声で反復され続けている。

私のかかわりって何だったんだろう

そして、その残された「生きる意味が見つけられない」という赤土さんの訴えは、それに何とか応じようと「必死でかかわっていた」Ｃさんに、そのかかわり自体を問い直させる。

Ｃ　自分の中では、ほんとにけっこう真剣に、行けば、勤務だったら必ず顔出してたし、何か興奮しちゃったりしたときとかには必ず行ってたし、行って話も聞いてたし。とにかく彼女の中でなんかうまくいかなくても、その中で生きる意味が見つけられないって言ってたから、そこで何か見つけてくれればいいなと思って必死でかかわっていたんですね。それが、うん、それが死っていう、彼女の死っていうことで、私のかかわりって何だったんだろうとか、なんか、そうやって看護することって意味あるんだろうかとか、いろんなこと考えてしまって、今でも悩んでいたりするんですが。（4回目、4頁）

Ｃさんの、赤土さんの苦悩や求めとともに成り立っていた看護は、彼女を喪うことにより大きく揺さぶられてしまう。だがここで注目したいのは、「必死で」「真剣に」なんとか赤土さんに生きる意味を見つけてもらえるようにと彼女に向かっていたCさんの「かかわり」は、赤土さんが自ら命を絶ったことによって、即座に否定されてはいないことだ。そうではなく、語ることをとおしてCさんが行なっていたことは、自分の赤土さんへの「かかわり」「看護すること」の意味を問い返し考え続けることである。

こうした赤土さんへのかかわりの問い返しは、彼女へかかわること自体の内で、Cさんがそのつど、自らの行為を問い返していたことを物語っているのではないだろうか。この再帰性が、赤土さんを喪うことによって浮かび上がってきたのだ。言い換えると、Cさんのそのつどの行為を成り立たせた赤土さんの状態に触れることは、自分のかかわりのある種の現われでもあった彼女の振る舞いに触れることであり、そうであればここでのCさんの行為は、他者（彼女）に現われる自分の状態のその反映でもある。つまり、他者へ向かおうとする行為自体のうちに自らを問い返し、その意味を捉え直す営みが働き出しているのである。

またCさんは、他の看護師たちが語る経験に触発されて、赤土さんとのかかわりの経験を問い返しもする。たとえば、「言葉にしなくとも」「患者さんと通じる空気っていうのを感じた」というBさんの言葉に続いて、次のように語り出す。

C　私の気になっている人は、けっこう、けっこうおんなじ空気を吸ってるなって感じれたときがあったんですよね。いつもじゃないけど。（…）だけど最期ああなっちゃったからね。どうしてもね、辛いわけですよ、うん。（……）消化、余計消化できなくなっちゃって、何なんだろう、（鼻をすすりながら）

（……………）うーん、（……）つねにそこに引っかかるというか。ほんとにその後から自分、ちゃんと話とか聴けてるのかなとか、この患者さんと一緒に今この場所に居れているのかなっていう、そこからすごく考えるようになったんですけどね。（4回目、12～13頁）

Cさんは、「おんなじ空気を吸ってる」と感じていた赤土さんが、悩みを打ち明けることもなく自ら命を絶ったこと、それが「辛い」「消化できな」いと、長い沈黙を幾度も挟みながら、「何なんだろう」と言いよどみながら言葉にした。「つねにそこに引っかかる」と。そして、その過去の出来事は、「その後から自分、ちゃんと話とか聴けてるのかなとか、この患者さんと一緒に今この場所に居れているのかな」という、現在形の、つまり現在目の前にいる患者さんとのかかわりの語りによって自問される。

こうした語りより、Cさんのこの「引っかかり」は、過去の出来事だけにつなぎ留められて反復されているわけではないことがわかる。そうではなく、現在、Cさんが携わっている「この患者さん」とのかかわりのうちで、赤土さんとの引っかかりの経験が喚起されるのであり、同時にその浮かび上がった引っかかりが、現在の自らの行為をも問い直させているのである。「消化できない」と語られる経験、それは、過去に捕われた状態を言い表わしているようにも聞こえるが、ここでのCさんの語りは、現在の患者とのかかわりのうちに、その捕われを解きほぐす営みが働き始めていることを教えてくれる。Cさんの「引っかかり」は、新たな患者にかかわることで、現在やこれから生じ得る未来に、そこで関与し得る他者に開かれたものとなっているのだ。

ちょっと役に立てて良かった

インタビューで語り出された経験は、他の看護師たちの挟み込む言葉とともに更新されもした。ここではCさんの、引っかかりを残したままの赤土さんとのかかわりが、いかにインタビューに参加した他の看護師たちとともに編み直されていったのかを見てみよう。次の言葉は、「何をしてあげられたのか」、「何か今でも夢に出てくるんですよね」という自問に続けて語られた。

C　何かその人らしい最期じゃなかったから、それがたぶんすごい引っかかってるんだと思う。言わなくていいのに、何か親にも怒っちゃったりしてとか、（彼女自身が私に）泣いてよく言ってきたですよ。親にも感謝してるんだけど、来ると何か食べろだの何だのって言うから。そんな食べられないのにね、一生懸命頑張ってるのにねって言って、よく泣いてました。

B　でもある意味、そこで親と喧嘩ができるっていう関係は良かったんだろうね、そこで。ほかに出すところがないわけじゃない。

C　そうそうそう。

B　ストレスのはけ口みたいなところが。「私だって食べようと思ってるのよ」って言って、で、親だから言える（略）。逆にCさんには家族じゃないからこそ家族にありがたいと思ってるのって、普段は言えないことを言っていた。だから彼女の中ではすごくバランスがいい人たちがそろっていたんじゃないのかなって思う。出せることって大事じゃない。そうすることで心が落ち着くときってあるから、親に反抗してCさんにはちょっと言えない、第三者だからこそ言えるのよねっていうことを言って。

C　何かちょっとは役に立てたのか。良かったよ（笑）。（2回目、24頁）

Cさんは、親に感謝しているにもかかわらず怒りを向けたまま「亡くなった」赤土さんを、「その人らしい最期じゃなかった」と言って引っかかりを表現した。が、そう言うCさんにBさんは、「親と喧嘩ができるっていう関係は良かった」と評価の言葉を返すのだ。また、怒りを「ほかに出すところがない」というBさんの言葉に、Cさんは「そうそうそう」と、自分が思っていたことの代弁に賛同するかのように応じる。他に出せない怒りを親にだからこそ向けることができ、親（家族）には言えない、親への感謝だからこそCさんに言えた、というBさんの言葉は、「何かちょっとは役に立てたのか。良かったよ」という表現でCさんに受け止められた。Cさんにとってこの応答は、Bさんの言葉に伴われながら、自己の問いへの自らの応答を表現する言葉でもあった。

四回目のインタビューにおいては、Cさんは赤土さんの選択について、次のように触れている。

C　今、私なりに考えている彼女の選択っていうのは、自分らしく生きるために生きないことを選んだのかなっていうのを、一応自分の中では自分を納得させるものとして、一応もっている。で、彼女亡くなってしまったけれども、私にそういうことを考えさせてくれるきっかけも与えてくれた。（4回目、4頁）

そして、「結局何か私が何とかしてあげようとか、こう思ってたけど、そうじゃなくて私もいろんなものをもらってた」と。

語りながらCさんは、まず赤土さんの存在を、そして彼女の選択を意味づける作業に取りかかり始めた。が、自分自身の看護の意味づけについては、「すぐ答えを出しちゃいけない」「右往左往しなければいけない」と言い、まだまだ「引っかかり」を残し続けることを選び取るのだ。

3　自分の実践のもとから

本章では、Cさんが語った「すごく引っかかる」経験に注目し、実践を踏みとどまらせ、自らを省みることを促す患者とのかかわりがいかに経験されているのか記述することを試みてきた。ここでは、Cさんの語りがいかなる構造において成り立っていたのかをまとめ、次章以降の探究の視点を確認したい。

Cさんにとって、赤土さんとのかかわりが「引っかかる」経験となった契機は、長期にわたって接し続け「おんなじ空気を吸っていた」と感じたこともあった彼女が、ある日突然、自分自身の意志で逝ってしまったためであった。そして、このような赤土さんの最期がCさんに、彼女とのかかわりを辛い経験として意味づけさせ、まだ消化できていないこととして語らせた。が、見てきたように、消化できないからこそ、この経験は「今でも」たびたび想起され、Cさんの実践の中で問い返され、実践自体を形づくっている。つまり赤土さんとの経験は、Cさんの記憶（心）に留められている過去の出来事でもなければ、Cさんの経験から切り離して理解できる患者赤土さんという事例（対象）なのでもない。そうではなく、未だ生み出され続け、他者とかかわることをとおして更新されつつある〝生きた経験〟なのである。

たとえばCさんは、突然、赤土さんを喪ったことにより、そのこと自体と自分の赤土さんへのかかわり方、もっとできたかもしれない何かを問うようになり、答えることのできない問いとして赤土さんが求めていた「生きる意味を見つける」ことを繰り返し言葉にしていた。このような出口の見えない問いの反復が、Cさんに「ずっと」引っかかりを感じ続けさせていたといえる。しかし、それだけではない。この自己に閉ざされているようにも聞こえる語りと同じ文脈で、いま目の前に居る患者にかかわりながら、Cさんは自らに「ちゃんと話とか聴けてるのか」「この患者さんと一緒に今この場所に居れているのか」と問いかけているというのだ。つまりCさんは、過去の経験に端を発する問いにすぐさま答えを見出すのではなく、現在かかわっている患者への関与のうちで自らの実践を問い続けているのである。その現在の営みが「ずっと」という感覚を生み出し、赤土さんとの経験に促された「すぐ答えを出しちゃいけない」と言って踏みとどまろうとする意思が、この問いを未来にも開かれたものとする。赤土さんとの経験が、現在かかわっている患者、そして今後かかわり得る患者との関係の中で、更新されつつそのつどの実践も形づくっているのだ。

次いで、「引っかかり」を語る中で見えてきた、患者への関与の中で自己の実践を問い続けることを成り立たせる構造に注目してみよう。これは、現在かかわっている患者への関与の語りにおいて見出されたことだが、赤土さんとの経験にも内包されていた。

Cさんは赤土さんの苦しみ自体に強く引き寄せられ、彼女のことが「すごく気になる」と言いながら、他方で完全に入り込まぬようにしているとも語っていた。つまりCさんは、いつも赤土さんの苦しみに否応なく働きかけられており、気づかぬ間に既にそれに応じていた。「入り込んで」いることを自覚してそれを知った、というくらいに。たとえばCさんは、赤土さんの苦しみに頑張りを見て取り、同時に応援することを促され、怒りのうちにある苦しさに辛さを覚えてしまっていた。さらに、赤土さんのことをずっと気にかけ続け、楽にするために何もできないことにも促されて彼女の傍らに留まり続ける。そのように、応じてしまうのだ。[11] Cさんのこのような経験や行為は赤土さんの状態そのものに促されていることから、受動性を孕んだ能動的な営みとして働き出していると言える。だが、そのCさんの存在や働きかけが赤土さんの「自分で頑張る」という態度や言動としても表現されていることから、Cさんの赤土さんに応じる営みは、つねに自身への問いかけ、つまり自己自身への触発に反転し得る。メルロ＝ポンティの言葉を借りると、「なんの考えも俟たずにわれわれの動作が応答してしまうような表情、身振り、物言いとして、それぞれの人が他人を受胎し、また他人によっておのれの身体性を確証されながら存在するのだ」[12]。赤土さんの不在によりこの応じる営みは絶たれたが、それが逆に、こうした自己への問いかけを孕んだ応答の経験を浮かび上がらせ、Cさんの引っかかりとして「ずっと」問い直されるのである。[13]

こうした営みが、まだ名をもたない、非人称的な〈ひと〉の経験（世界）であることにも注目したい。Cさんたちは、前述したような応答において、患者とのかかわりに「入り込んで」しまったことを感じるがゆえに、看護師としての役割を担うためにも一歩退いた立場に身を置こうと努めていた。そうであれば、それに先立って苦しみに応じてしまう営みは、看護師と患者という役割に基づいた関係において経験されることというよりは、むしろ自らを看護師であると意識するのに先立って動機づけられていることなのである。「赤土さんの」苦しみを「私が」見てとりそれに「私が」応じるという自覚、これに先立ってなされる経験、「ひとが私のなかで知覚するのであって、私が知覚するのではない」[14]としか言えないような経験として。

このように見てくると、「引っかかり」を残し続ける経験が自分の実践の土台になっていると思われるのは、それが今の自分の実践に問いかけてくるからであろう。苦しみを見て取るという応答、それは自覚する手前から働き始めている営みであり、その応答に現われる自らの振る舞いに問いかけ、ときにそれを踏みとどまらせる装置として働き出す。それは同時に、Cさんにとっての後悔とも言える経験を過去に押しとどめず、現在や未来へと開いていく営みでもあるのだ。

このように、引っかかりを残すような患者とのかかわりは、自分の実践の土台とも言われる経験であるが、それだからこそ同時に自分の実践の意味を見失わせそうになったり、心残りとして語らせるような経験でもあった。このCさんの実践のもとになる経験に触発され、他の看護師たちも自分のベースとなる、あるいは引っかかりを残す経験を語ってくれた。それぞれの看護師たちはCさんの実践の語りをいかに引き継いで、自分の実践を語るのだろうか。次章においては、引き続きDさん、Bさん、Fさん、Eさん、Aさんの引っかかりの経験を見ていこう。

注・文献

［1］急性骨髄性白血病は、三〜五年の慢性期の後、急に病状が進行し、移行期という前兆となる時期を経て、急性白血病と同じような病態（白血病細胞の著しい増殖）をとる。これを急性転化と言う（大野竜三編集『よくわかる白血病のすべて』永井書店、2005年、116頁）。

［2］「傷ついた〈顔〉にふれるとき、わたしはすでに他者の呼びかけに晒された、あるいはそれを迎え入れたわけで

あって、まさにそのような他者の苦しみの受信者として自己を認めるかどうかという反省は、言いかえると手をさしのべるかどうか、ともに苦しむのかどうかという選択は、この接触にとって事後的なものでしかない。わたしはすでにもう切迫に応えているのであり、それに相対するような距離は、接触が断たれたあとに生まれるのだ。」（鷲田清一『思考のエシックス ― 反・方法主義論』ナカニシヤ出版、２００７年、１６１～１６２頁）

［３］M・メルロ＝ポンティ／滝浦静雄・木田元（訳）『目と精神』みすず書房、１９６６年、２６７頁

［４］前掲書［１］、２４６～２５１頁

［５］ナンシーは心臓移植手術を受けた哲学者であり、移植後の拒絶反応への対処について、次のように記述する。

「拒絶反応の可能性は、人を二重の外来性のうちに住まわせる。ひとつは、この移植された心臓の外来性であり、それを生命体は同定してよそ者として攻撃する。もうひとつは、医学が移植患者を保護するために患者をある状態に置く、その状態の外来性である。それは患者がよそ者に我慢できるよう、その免疫力を低下させる。だからそれは患者を自分自身のよそ者にする。つまり、患者の生理学的署名とも言えるようなその免疫的アイデンティティに対するよそ者にするのだ。

わたしのうちに侵入者がおり、わたしは自分自身にとってのよそ者となる。もし拒絶反応がとても強ければ、わたしをして人間的な防衛に抵抗させるよう、治療しなければならない。

とはいえ、自分にとってのよそ者となっても、それでわたしが侵入者に近しくなるわけではない。むしろ、侵入というものの一般的法則が露呈すると言ったらいいだろうか。それは、侵入はけっしてひとつでは収まらないということだ。ひとつの侵入が生じるや、それはたちまち多数化し、内部で細分化し差異化されてゆくもののうちに自分を認めることになる」（J－L・ナンシー／西谷修（訳）『侵入者 ― いま、〈生命〉はどこに？』以文社、２００0年、28～29頁）

［６］M・メルロ＝ポンティ／竹内芳郎・木田元・宮本忠雄（訳）『知覚の現象学2』みすず書房、１９７4年、27頁

［７］同書、56頁

〔8〕同書、21頁。およびR・C・クワント／滝浦静雄・竹本貞之・箱石匡行『メルロー＝ポンティの現象学的哲学』国文社、1976年、39～41頁、にも詳しい。
〔9〕前掲書〔6〕、60頁
〔10〕前掲書〔3〕、262～263頁
〔11〕M・メルロ＝ポンティ／竹内芳郎・木田元・滝浦静雄・佐々木宗雄・二宮敬・朝比奈誼・海老坂武『シーニュ2』みすず書房、1970年。「私がまず知覚するのは他の「感受性」なのであり、そしてそこから出発することによってのみ、私は他の人間や他の思考を知覚することになる。」（18頁）
〔12〕同書、38頁
〔13〕同書、15～18頁
〔14〕前掲書〔6〕、21頁

第5章　自分の実践のもと

1　患者さんらしさへ（Dさんの経験）

何らかの引っかかりを覚える患者とのかかわりは、他の看護師たちにも様々なかたちで残されていた。Dさんは、Cさんの経験を聞いた後に、「今の自分が大事にしてること」「ベースを作るきっかけになっている」患者さんが何人かいると言いながら、臨床経験三年目頃に出会った、乳がんを手術する目的で入院してきた患者池月さんとのかかわりを語り始めた。本章では、この池月さんとかかわったDさんの経験を記述することから始めるが、その前に、看護師たちの看護経験の語り継ぎ方について、本書の「序章」に戻って確認しよう。

序章では、一回目のグループインタビューの、導入部の語りを分析した。そこでは、一人の看護師が語った患者との経験とそこで考えさせられた看護の意味を、他の看護師たちが、その語られた経験に対して応じるのではなく、自分自身がかかわった患者との経験（「事例」）を語り継ぎながら解きほぐしていった。この語り継ぎに通底していたことは、看護師たちは明示的に語ることはなかったが、患者の状況へそれとして気づく手前で既に応答してしまっている自分たちの患者へ向かう態度であった。つまり、看護師たちにとっての患者との経験の語り継ぎは、そこに通底する実践を孕みつつ、しかし、それが明示されないままに他の看護師に引き継がれてその実践の意味が確かめられていく、そのような構造をしていた。

Cさんの、自身の患者とのかかわりの語りに次いで、Dさんが自分の気になった患者との経験を語ることの流れは、序章で見られた語り継ぎと同じ構造といえる。言い換えると、グループインタビューの開始時に、語りつつ形づくったその構造は、複数回のグループインタビューの語りの中にも組み込まれているのである。むしろこの構造がインタビューの展開を支えていたと言えるだろう。

この構造に支えられつつ、Dさんは池月さんとの経験をいかに語り、自身の引っかかりをいかに意味づけていくのだろうか。

苦しいにもかかわらず

池月さんは、がんの手術目的で入院してきた患者であったが、手術前に行なわれた全身状態の確認のためのレントゲン撮影で、「胸水」が見つかった。この検査について語るDさんは、「オペ（手術）前」「オペ目的で」という言葉を繰り返し挟み込みながら、このときのことを想起していく。それは、手術に備えるための検査で思わぬ病理を発見してしまったこと、つまり手術の実施が困難になる、命にかかわる結果であったことを伝えようとした表現であったと言えるだろう。

D　胸水があるってことは当然、胸膜炎を併発して、転移してメタしているので、もうオペ（手術）の適応じゃないでしょっていうあたりから、ダダダダダーッと状態が。元気で歩いていた。本人、オペをするつもりで入ってきたんだけど、悪くなっていってしまって。（4回目、5頁）

Dさんが語った「ダダダダダーッ」という表現から、いかに病状の悪化のスピードが速かったのかが伝わってくる。また、「状態が」「悪くなっていってしまって」の間に、「元気で歩いていた。本人、オペをするつもりで入ってきたんだけど」という断りが挟まれたのは、入院当初の池月さんの状態やそもそもの入院目的から「ダダダダダーッ」と悪くなってしまうことを、Dさんを含めた誰もが想定していなかったことが読み取れる。

その後、心臓の周囲に心嚢水も貯まってしまい、それへの対処を繰り返している途中で池月さんは亡くなった。がんの転移がわかってから、心嚢水への対処などが施された亡くなるまでの数カ月間の池月さんの状態を、Dさんは次のように語っている。

D　とにかく、いつも苦しくなってもニコニコニコニコしている患者さんで、普通のお母さんだったんですよね。子どもさんがいて、旦那さんがいて。とてもいい旦那さんがいる人だったと思うんだけど。いつも「ありがとう」とか、「大丈夫」とか、いつもそういう感じの患者さんで。辛いことを、もちろんみなで軽減してあげようと、サポートだとかしていたんだけど（略）。その中で、ほんとに最後の最後に一回だけ、「もう苦しいから何とかして」って言ったときがあって。それがまた、いつも言わないだけに余計強烈で。で、やっぱ、何とかしてあげないといけないねってケアをしてたような記憶があるんです。
（4回目、5頁）

手術ができず、さらに心臓の動きが制限された苦しみを経験しているにもかかわらず、池月さんは「いつも」笑顔で「ありがとう」「大丈夫」とお礼を述べて過ごしていた。「いつも苦しくなってもニコニコニコニコしている」という語りからは、Dさんが池月さんの状態から、苦しみを見て取ってしまっていること、それを池月さんは、苦しいと訴えずに絶えず微笑んでいた様子が見て取れる。「ありがとう」「大丈夫」と言う池月さんの言葉は、Dさんたち看護師がその苦しそうな状態を気にかけて問うたことによる応答であったのだろう。池月さんは、大丈夫かと繰り返し問われてしまうような状態であった。だからこそ、Dさんたちも「辛いことを、もちろんみなで軽減してあげよう」とかかわっていたのだ。

ここで、「旦那さん」「子どもさん」とあえて語られていることに注目したい。それは、入院していてもなお「お母さん」と形容したくなるくらい、病棟での池月さんと家族との接し方が、「普通」の暮らしにおけるやり取りのように見えていたためであったのかもしれない。そのくらい池月さんは穏やかであった。だが、「最後の最後に一回だけ」池月さんは、苦しみを口にした。この最後の一回だけという語りでは、それまで池月さんが一度も、苦しさを訴えなかったことが強調されている。

さらに、ここで注目したいことは、Dさんが、池月さんにかんする語りにおいて繰り返し「いつも」と語っている点である。それは一方で、どのような苦しみのうちにいても、「いつも」穏やかであったことを伝えようとしていたからであろうし、他方で、「一回だけ」訴えられた「苦しいから何とかして」という言葉が、「いつも」と違う池月さんの言葉として「強烈」に響いてきたためであろう。このいずれもが、彼女を印象深い人として受け止めることをDさんに促していたと言える。そして、そのたった一回の訴えは、Dさんたち看護師を、彼女のケアへとより強く引きつけた。

患者さんらしさ

Dさんのこの患者さんへのこだわりのひとつは、辛い状態にあっても「いつも」穏やかに入院生活を送ってきた池月さんが、その人らしくない最期を迎えたことであった。

D　何だろう、あのときに、ああやっていつもニコニコ笑いながら、状態の悪い中を、それなりに頑張って穏やかに過ごしていた患者さんに、挿管して、ゼク（解剖）までさせちゃったっていうのが、非常に本人らしく、本人らしい最期じゃなかったような気がして、ま、（笑いながら）当時若かったからっていうのもあるんだけど、泣けて泣けて、あのときは。（略）同期がもう一人いて、もう泣いちゃって泣いちゃって、師長さんも泣いちゃったんだけど、仕事になんなかったですよ、午前中。一〇時くらいに亡くなったと思うんだけど、二時間くらいもう仕事にならなくて、もう涙が止まらなくて。（笑いながら）泣いた顔で、でもナースコール出ないとしょうがないから、仕事はしてんだけどすごい顔で行っちゃうもんだから、ほかの患者さんもみな心配しちゃって。当たり前ですよね、そんなことしたら。（笑）それくらい、もうコントロールつかないくらい、悔しいやら、あのー、今でもちょっとここらへん（胸に手を当てて）震えちゃうんだけど、悔しいやら情けないやら、患者さんに対して申し訳ないやら、っていうこ

とがあったんです。（4回目、6頁）

その最期のとき、池月さんには医師らによって呼吸を助ける処置（挿管）が施され、さらに、死因を突き止めるための解剖（「ゼク」）も行なわれた。この最期についてDさんが、「悔しいやら情けないやら」「患者さんに対して申し訳ないやら」と語るのは、裏を返すと、それほど「本人らしく」ない最期に自分たちが手を貸してしまった、そのことを言い表わそうとしているのではないだろうか。「今でもちょっとここらへん震えちゃうんだけど」と言いつつ胸に手を当てるのは、そのときの気持ちが今なおDさんに問いかけ続けているためであろう。

Dさんは、突然の病状の悪化とひどい苦しみにもかかわらず、「いつも」、「それなりに頑張って」穏やかに過ごしてきた池月さんに、最期まで穏やかであって欲しいと願っていたのかもしれない。それにもかかわらず、医療処置はそれを許さなかった。患者の立場からすると、この最期の苦しみは医療の側が施したことであり、たとえ医師らが行なったことであっても、それをする側のほうにDさんたちはいた。「情けない」「申し訳ない」気持ちに襲われたのは、そのためであろう。そのような気持ちは、同期の看護師も、師長さんも泣いていたという語りから、Dさんのみが感じたことではないと言える。この、他の患者さんにも心配されてしまうほど感情をコントロールできなくなる出来事は、Dさんをより強く「その患者さんらしさ」を求める気持ちへと促した。

日記

前述のように「その患者さんらしさ」にこだわりをもって看護をしていたDさんだったが、それまでの看護は「らしさ」を語るのにまだ十分ではなかった。この「悔しい」「情けない」「申し訳ない」経験を語った後に、「それだけだったらまだあれだったたんだけど」と言葉が加えられる。この言葉からDさんは、池月さんらしくない最期になってしまったという衝撃だけでなく、さらなる衝撃を経験することになったことが見て取れる。それを与えたのは、池月さんの夫であった。

池月さんが亡くなったしばらく後に、彼女の夫が「日記」をもって病棟にやって来た。その日記は、池月さんが闘病中に書き記していたものであり、夫は「是非、看護師さんに読んでもらいたい」と言う。そこには、Dさんの知らない彼女がいた。

D　他のスタッフは知ってたのかもしれないけど、とにかく私自身が知らなかったんだけど、彼女、実はクリスチャンだったんですよ。すごく敬虔なクリスチャンで。ああいう状況の中で、いつもこう神様に祈っていて、周りに感謝をしていて。これは私にとって必要な困難なんだみたいな。神様から与えられた困難なんだみたいな、心が、何しろほんとに心がきれいな人だったたんだなっていうことがわかるような、ほんとに、そういう日記だったんですよね。で、それを読んだときに、私、この人がクリスチャンだってことも知らなかったんだってこともまず衝撃的だったんだけど、何か、(略)何にもこの人のことわかってなかったんだなって、ものすごいあって。その人の生き様とか、今まで歩いてきた人生とか全然わかってなくって。そのときは入院生活をきちんと整えてあげることが自分にとって看護だと思っていたから、だから、それじゃ全然、何て言うのかな、足りないっていうか、それはほんの一部でしかないんだなみたいな。生き様とか、生きてきた道とか、これから生きてく道とかを、何だろう、わかりっこないけれど、わかろうという姿勢で学ばなければ、何にもその人には近づけないし、ほんとの意味でケアって成立しないんだなっていうのを、ものすごく感じて、何かそこから、すごく自分の、何が変わったって、気持ちが非常に変わったっていうか、心構えが変わったっていうか、それがものすごいあった。（4回目、6～7頁）

Dさんは、「いつも」穏やかであったことを池月さんらしさと思っており、最期がそうでなかったことに、コントロールがつかないほどの気持ちの揺さぶりを経験していた。このDさんの気持ちを揺さぶる出来事は、池月さんの「いつも」、つまり池月さんらしさとしてDさんに映っていたことが裏切られたためであり、逆に言えば、それほどまでに強くDさんは、「いつも」穏やかであることを池月さんらしさと捉えていたのである。だが、その穏やかさは、彼女を支えていたものとともにあった。Dさんはそれを知らなかったのである。Dさんが「私、この人がクリスチャンだってことも知らなかったんだってこともまず衝撃的だった」と語っているとおり、池月さんのその人らしさにこだわっていたと思っていたDさんだからこそ、クリスチャンであったことすら「も」把握していなかったことに「まず」衝撃を受けた。

ここで断っておきたいのは、Dさんは池月さんがクリスチャンであったこと、つまりその人が信仰する宗教を知っておくことがその人らしさを理解するために欠かせないと言っているわけではない。繰り返すが、治療ができず、強い苦しみのうちにあってもなお、「いつも」穏やかに過ごしてきたDさん。その穏やかさを彼女らしさとして見ていたにもかかわらず、それを支えていた何かをまったく知らなかったこと、つまり、その人らしさにもつながる、「何もこの人のことをわかってなかった」と思わされるようなこと「も」知らなかった、そのことに「まず」衝撃を受けたと言いたいのだ。また、ここで「も」、「まず」が挿入されていることから、衝撃はこのことに留まらないことがわかる。Dさんは、クリスチャンであることを知らなかったことから、「何もこの人のことわかってなかったんだなって」ことに思い至る。それは「その人の生き様」「今まで歩いてきた人生」を知ろうとさえしていなかったことを意味する。

Dさんは、この衝撃を契機として、自身の看護へ思考をめぐらしていく。当初、Dさんは、患者さんの「入院生活をきちんと整え」ることが「自分にとっての看護」だと思っていた。そのため、池月さんへのケアもそれを志向したものだった。が、日記を見て、「いつも」穏やかな池月さんのそれを支える何かさえ知らずにかかわっていたことを知り、それまでの看護の不足を自問する。手が届かないかもしれない、「わかりっこないけれど」も、「その人の生き様」、「生きてきた道」、「これから生きていく道」に近づこうとすることや、それをわかろうとする姿勢がなければ、看護自体も成り立たない。言い換えると、これまでのその人の人生、そしてこれからの人生の、つまり過去と未来の道行きの間にある今の、その人の生き様に寄り添うこと、それは「わかりっこない」けれども、わかろうとする姿勢が求められていることにDさんは気づいたのだ。[1] このことを「感じ」るとともに、Dさんは「何かそこから」自分の「何か」が「非常に」「変わった」と語る。そしてその何かは、自分の「気持ち」、「心構え」であることがDさんにおいて浮かび上がった。それまでの「入院生活」という「今」を焦点化した看護から、患者を知る時間の展望を過去から未来への道行きの間に位置づく「今」へと広げ、視野を生活から人生へと広げ、それらを判断の手がかりとしつつ患者にかかわる看護へと、自身の枠組みを大きく組み換えることを経験していた。

だからこそDさんにとって、池月さんとの出会いが「とても印象に残るひとつの転機になった」のである。「やっぱり生きてきた道とか人生とか」、「そのバックにあるものをちゃんとわかろうとして、理解する」、「理解しきるのは絶対無理だから、わかろうとしてかかわるというようなところの心構えが」大切であると繰り返されるのは、それゆえであろう。それは、「患者さんに教えてもらった」自分の看護において大切なことなのだと。

このDさんの「ひとつの転機」は、Cさんの「引っかかり」の経験が、グループインタビュー参加者である看護師たちと分かちもたれた一つの現われである。Cさんも、自分の看護を揺さぶられた経験を語り、他の看護師たちの言葉に支えられて自分の赤土さんへのかかわりを「あれで良かったのかな」と思うに至る。しかしCさんは、自分の看護を良かったと断定せずに、このまま考え続けることを選び取った。そしてそれは、亡くなった患者さんの存在に教えられたことでもあった。Dさんも同様に池月さんとのかかわりにおいて自分の看護を揺さぶられたが、その経験を足場として、患者さんの「その人の生き様」を理解することへと導かれる。Dさんは、こうした「心構え」を患者さんに教えられたこととして意味づけた。

D　彼女にはほんとに何も、そういう意味では何も、私はしてあげられなかったけれど、（略）彼女が嫌な最期だったたって思っているかどうか私にはわからないけれど、何となく自分的には納得いかない最期だったから、そういうことわかってれば、あんなふうにならなかったかもしれないなっていうのがあったし。（4回目、7頁）

池月さんからは多くを与えられたのだが、その彼女に、自分が看護だと思うことを「何もしてあげられなかった」とDさんは言う。「苦しい」と訴える池月さんに、その苦しみを何とかしたいと思ってケアをしていたと語ったDさんだったが、その自分のケアを「足りない」「ほんの一部でしかない」と気づいた今は、そうとしか言えないのであろう。だからDさんは、もし池月さんがクリスチャンだということをわかっていれば、つまり信仰する彼女を、そして、信仰のもとにある彼女の人生をそれとして知っていれば、彼女らしくない最期にはならないようにかかわれたかもしれない、と思うのだ。「彼女が嫌な最期だったって思っているかどうか私にはわからないけど」と池月さんの気持ちを配慮しつつ、もっと別の看護ができた可能性へと向かうのだ。

2　苦痛に向かう志向／取り残された家族（BさんとFさんの経験）

「ひとつの転機」である患者池月さんとの経験。それが自分の看護の仕方をすごく変えた、と語るDさんの言葉を受けて、Bさんは「私が（に）残っているのは」と前置きして、患者右田さんとの経験を語り始めた。Bさんにとってこの患者さんとの経験は、とても「衝撃的だった」ようであり、二度にわたり語りに登場した。右田さんに関しては、Bさんだけでなく、FさんやCさんも同じ病棟にいてかかわっていた。そのため、みなが語りに参加した。インタビューから遡って四年ほど前のことだ。

団結した協働実践

右田さんは、七〇歳代の男性であり、骨髄腫の治療のためにミニ移植と化学療法を受けていた。この化学療法で用いられた薬のアレルギーのために、右田さんは全身の皮膚が剥けて「じわじわじわじわじわじわ出血」をしている状態になった。体の向きを換えようとして、その体に少しの力を加えるだけで、皮膚が剥けてきてしまうほどの状態であった。「でも」、その人には意識があった。そのような状態はBさんたち看護師に、とにかく「皮膚感染」をしないようにケアするしかない、と思わせた。この状態が、三週間ぐらい続いていた。

B　二時間ぐらい処置かかってたね。それを一日二回やってたからね。朝、深夜が残って日勤の人が入って昼ぐらいまでやって、中勤と深夜の入れ替わりの九時過ぎがそれで、一〇時から一二時ぐらいまでやって、やってたね。全身、なんか、こう。チョッキを着せてね、こういうガーゼでできたね、チョッキを着せてね。

私　そういうときってありったけのアイデアを出し合ってやるやり方。

B　あのとき、ああいうときのパワーってすごいなと思ってね、団結力っていうの。何かみんな「オー」っていう感じなんですよ。死なせるわけにいかないって。何としてもこの人一回家に帰さないとって思ったんだよね。（2回目、30〜31頁）

ここでBさんは、右田さんに行なった処置について、とても具体的に想起している。「一日二回」、各二時間余りにわたる処置を、深夜勤者と日勤者の、六～七人の看護師が担っていたのである。この状況は、他の患者への援助を滞らせるほどの労力を要求したであろうし、そうならぬように懸命にケアに携わった経験は、「パワー」「団結力」と語られているとおり、みなで力を注いで行なった実践となっていた。これが毎日行なわれていたことが、Bさんに具体的な状況を語らせたのかもしれない。

他方で、こうした状況は、Bさんたち看護師にいろいろなアイデアを生み出させてもいたようだ。その「アイデアをひねる」ことにも、多くの「労力」が費やされた。「できるだけ本人に負担が」かからぬように、と。

B　アイデアをひねることにすごい労力を費やしてて、自分たちが。何とかこう、その処置も短くしてあげないと本人に負担かかるから、どうしたら一番短くできるかとか、どういうふうにしたら一番こううまく巻けるかとか。

F　薬局でこんな……。

B　そうそう、作ってくれた。

F　作ってもらったね。

B　あれも、けっこう大変な思いしてクリーンルームに入れるからって、滅菌素材で作ってくれたんだよね、軟膏を。（2回目、31頁）

ここでBさんが「自分たちが」と労力を費やした主体を語り、それに対してFさんが「薬局でこんな……」と言って語りに参加をし始めていることから、「アイデアをひねる」こともみなで行なっていたことがわかる。このアイデアは、「薬局」の薬剤師からも提案されていたことから、ここでの「自分たち」には、看護師だけではなく薬剤師も含まれており、そのみなでの右田さんへのかかわりがこの語りに浮かび上がっている。

Bさんはこの経験を、三度語ってくれた。最初は、グループインタビューにおいて、他の参加者が語った「印象に残っている経験」を引き受けるように語られたのだが、個別インタビューでも再び取り上げられた。その際には、グループインタビューでの語りとは少し違った意味が付与されていた。

B　なんかそれこそ、自分たちのこれがいいというのをごり押ししちゃったなっていうのもあるし、でもすごく一生懸命かかわれたものでもあったんですよね、なんか死なせちゃいけない、この人って。この人だってケモ（化学療法）をやらなければまだ生きているのに、今このとき普通に生活しているはずなのに（略）だから、なんか余計死なせちゃいけないって。死なせちゃいけないんだけど、治療は私たちができないから、じゃあ何ができるっていったときに皮膚の感染をおさえる。おさえることがこの人を死なせないための手段だって思ったから、すごく皮膚処理が大変だったんだけど、なんかみんな頑張ろう、頑張ろうって言ってやってたんだけど、もちろんそれが間違いだとは思わないんだけれど（略）。（個別インタビュー：Bさん、18～19頁）

右田さんへのかかわりを幾度も振り返ることをとおして、Bさんは、「自分たち」がいいと思うことを

「ごり押し」していたのかもしれない、とも思い始める。が、同時にその実践は、「一生懸命かかわれた」と思う経験でもあった。これらの語りより、一生懸命にアイデアを出しながらかかわることは、一方的な「ごり押し」とも言えるようなかかわりと裏表の関係にあるとも言える。だからBさんは、この「ごり押し」という側面をもつ自分たちの実践を否定してしまわない。それは、「ケモ〔化学療法〕をしなければ」、「普通に生活しているはず」と思われる人が、治療薬のアレルギーのために命を落とそうとしている、その命の灯火を消してはいけない、「死なせちゃいけない」という切迫した状況に促された実践であったためであろう。Bさんは、「なんかものすごい理不尽さというか、何のための治療なんだろうっていうのはすごくあった。良くなるためにやってるんだよね、治療って。」とも語った。助けるために提供した治療によって、患者が生命の危機に瀕している。その「理不尽さ」に背を押されるように、「それに対して私たちが何ができるの」と自問し、右田さんの「皮膚の感染をおさえる」ことに専念した。こうした状況において、時間的にも人数的にも大変な処置に対し、「みんな頑張ろう」と団結して働くことが実現していたのだ。

他方で、繰り返される「だけど」、「だけれど」という躊躇に続いて語られたのは、この団結したケアの背後で、見失われていた患者の妻〔お母さん〕の存在だった。

家族を取り残していた

上述した取り組みに戸惑いながらも、「一生懸命にその処置」に奔走したBさんたちだったが、それを始めてずいぶん経ってから「途中でハッとして、ほとんど終わりぐらいに」、「お母さん〔妻〕」をその場に加えていないことに気がついた、と言う。

Ｆ　ワッてやってふと見たらお母さんが一人でぽつんと座ってたんですよ。あれをね、気になってね。

Ｂ　気になってこっちですごく気になってるんだけど、でも先とにかくこっちゃんなきゃって。で、私その中で、それでも何とか頑張った、お母さん、お父さん（石田さん）はラジオ好きかな、ラジカセ持ってきてくれるからねって。

Ｆ　私もお父さんのそばでちょっと声をかけてあげるといいよ、安心するよなんて言って。

Ｂ　家族へのかかわりがすっこ抜けてったんだよね。

Ｆ　そうそうそう。で、気がついたときはもう遅かったんだよね。二人で同時ぐらいに気がついてね。

Ｂ　ああ、家族。

Ｆ　お母さんが一人になっちゃう。

私　看護師さんが二時間こうやってやってるときに、さすがに入れないですもんね。

Ｂ　ずっとだから、クリーンルームの中の個室があって、前室がこういうふうにあって、この辺にお母さんが、こうやって。ずっといたんだったよね。

Ｆ　ずっといた。

Ｂ　泊まってたんだ、確かあそこに。

Ｆ　泊まってたと思う。（2回目、31頁）

右田さんについては、Bさんが語っていたのだが、この患者のケアに同じ時期にかかわっていたFさんも言葉を挟み、二人で、「ふと見たらお母さんが一人でぽつんと座ってた」ことへの気づきと気がかりな経験を形づくっていこうとする。が、ここでは二人の語らいをとおしてもその出来事が前進せず、繰り返し「お母さん一人」であったという事実に言及する。たとえば語り（ナラティブ）は、「複数の出来事を時間軸上に並べてその順序関係を示すこと」[2]を基本的特徴とするが、ここでの二人と私が加わった語りは、それとは別の形式、つまり、一つの出来事のみに関心が留まり、それがいかなる事態であったのかを二人の視点から組み立て直す形式で成り立っていたと言えるだろう。

Fさんにおいて気にされていたことは、「ワッてやってふと見たらお母さんが一人ぽっちでぽつんと座ってた」という、自分たちの「ごり押し」とも表現された感染予防のためのケアと、それゆえ、お母さんを取り残してしまったことである。このFさんが気になったことは、それに応じるようにBさんによっても語られ、さらに、この後にBさんは「気になっていた」という言葉を、Fさんのそれに重ねるように語っていることから、Fさんの気がかりはBさんの経験でもあったと言える。

そして、BさんもFさんも、ともに「私」、「私も」と断って、それに気づいた後に、それぞれが「お母さん」へのかかわりを意識して行なっていたことを語る。しかし、これに次いだBさんの「家族へのかかわりがすっこ抜けてったんだよね」は、再びそれに気づいたときの経験へと二人を連れ戻す。「気づいたときは、もう遅かった」このことには、「二人で同時くらい」に気がついた。

次いで私が「さすがに（お母さんは）入れないですもんね」と言葉を挟むと、Bさんは「ずっと」を繰り返しつつ、お母さんがクリーンルームのどこにいたのかを想起し、Fさんの「ずっといた」という応答とともにその事実を確認する。ここではさらに、お母さんがいつもどうであったのかという出来事の地平へと立ち帰り、そこで事態が繰り返し語られ確認される。気づいていなかったこと、それは、懸命に感染予防をする自分たちのケアの背後で、夫の病状を気にかけてその場を離れられずにいた患者の家族（妻）の存在であった。ここでは、そのことを辿り直しているのである。そうであれば、ここでの語りは、一緒に経験したひとつの出来事をともに語ることを足場として、そこから気づいていなかった事柄へと分け入ってゆき、何に自覚的でなかったのかを確かめていく、経験していたけれどもそれとして自覚していなかったことの再発見の機能を有していると言っていいだろう。[3]

加えて、ここで語られた「ああ、家族」「お母さんが一人になっちゃう」という、まるで気づいたときに戻ったかのような驚きの表現、そして「この辺にお母さんが、……ずっといたんだったよね」、「泊まってたんだ、確かあそこに」という「ずっといた」「泊まっていた」の繰り返しは、二人が右田さんとその妻に同じようにまなざしを向けていたこと、そして、今でもそこに視線が繋ぎとめられていることの現れであるのかもしれない。それゆえ、Dさんの語りを受けて右田さんのことを語り始めた際に、Bさんは「私に残っていること」と言ったのであろう。

二回目と四回目のグループインタビューの間に行なった個別インタビューでもBさんは、お母さんのことを次の文脈で「ちょっと心残り」と語った。

B　初めてのことだったから、みんながそうやって一生懸命その処置にこだわったというのも、それはそれである意味正解なんだろうなって。初めての出来事にみんながどう対応していくのって戸惑いながらやったことだったから。だけど心残りは、あそこで何でお母さんを入れてお母さんの看護ができなかったのかなっていうのがちょっと心残りですね。（個別インタビュー：Bさん、18〜19頁）

ここでは、右田さんに行なった処置を「初めてのことだった」と言い、それをみんなで一生懸命行なったことを「正解」と断った上で、「お母さんの看護ができなかった」ことを「ちょっと心残り」だと語る。つまりBさんは、困難な処置に戸惑いながらも、一度でも家に「帰っていく、そこまでやり遂げる」ことに懸命になって実践した自分たちのことをまずは肯定する。お母さんを置き去りにしてしまったのは、その懸命さの裏面であった、と。しかし、四回目のグループインタビューでは、次のように意味づけ直す。

B　全部終わってから、ああ、お母さんにもなんかあんまりちゃんと手が出せなかったし、ほんとに自分たちメインでやっちゃったんだなっていうのが。患者さんのためだと思いながらやっていたことが、結果的には自分たちがこうしたい、ああしたい、こうであって欲しいというふうに動いていたんだなっていうのを非常に痛感したんです。（4回目、8頁）

ここではまず、「全部終わってから」と語っていることに注目したい。ここまでの語りは、右田さんへのケアが続いている「途中」で「ハッと」気づいたことを振り返っていた。しかしここでは、「全部終わってから」振り返って気づいたことを語っている。それゆえ、既に気づいていた「ああ、お母さんにもなんかあんまりちゃんと手が出せなかった」ことを振り返り、それが「自分たちメインでやっちゃった」

という、実践の捉え直しを促していたと言えるだろう。言い換えると、お母さんを取り残していたことの振り返りが、お母さんを含めた患者さんへのかかわりを、看護師主導で行なっていたという意味へと編み直す語りを生み出している。その実践は、それが行なわれていた際には、Bさんにとって「患者さんのため」という意味をもっていたが、そうであっても、自分たちが中心になってしまっていたことは否めない。そのことを「痛感」して反省するほうへと、語りの焦点が移されている。そして何よりも、お母さんを取り残してしまったことを心残りに思うのである。

B　自分たち中心になっちゃったっていうのもそうなんですけど、お母さんをそのまま取り残したっていうのが非常に心残りで。ご本人もそうなんだけど。何か、患者さんだけじゃなくて、全部含めて患者さんなんであって、そういう見方をとにかく意識するようにはなったんですけどね。何かするにも家族はどうなんだとか、患者がいないところで家族と話をしてみたりとか、要するに家族へのケアっていうのも。家族もケアされることで患者さんも結果的にケアされることになるし。その辺は、そうですね、意識するようになったと思いますけどね。(……)(4回目、8頁)

再度確認をすると、Bさんは「自分たち中心になっちゃったっていうのも」と言い、一生懸命に感染予防のため、この患者さんの命を守るために行なったこととして自分たちのケアを意味づけるが、それが患者さんに向けられたものであったために、「ご本人(患者)も」と言い、それ以外にも心残りがあること、つまり「お母さんをそのまま取り残した」ことに「非常に心残り」をという意味を与える。言い換えると、お母さん（「家族」）を取り残した患者のみに向けられたケアへの気づきは、その実践が自分たちを中心としたものであったことに気づかせ、それに対する反省はBさんを、家族を含む患者さん、家族を含めた「全部」へと向かわせた。

この「心残り」な出来事は、そのような意味をもったものとして経験されたようである。これを、「わかりきっていたこと」すらもできていなかったこと、「ほんとに基本的なことを体感した」と振り返った。そしてその後は、とりわけ「家族」には意識してかかわるようになった、と。

ぽかっと空いちゃう

Bさんは、右田さんのケアにかかわり彼を喪うことをとおして、もう一つ学んだことがあると言う。先に、「患者さんのためだと思いながらやっていたことが、結果的には自分たちがこうしたい、ああしたい、こうであって欲しいというふうに動いていた」ということへの気づきを紹介したが、この実践が幕を下ろしたとき、つまり懸命にかかわっていた右田さんを亡くしたとき、Bさんたち看護師は、自分たちの実践のあり方に気づくのと同時に、看護師としての自分たちのあり方をも考えさせられたようである。

ここでは二回目のグループインタビュー、その後の個別インタビュー、四回目に繰り返し語った、「ぽっかり空いちゃう」、「気が抜けちゃう」、「力が抜けちゃう」という言葉に注目しながら、患者さんを亡くしたときに経験したことを記述していく。

B　やっぱりみんな気が抜けたかのように、みんなぽっかりっていう感じになっちゃったんだよね。（沈黙）

そういうふうにずっとそれは残るんですよね。手をかけてなければ、もう少しあとできたら、もう少しどれがその彼にとって（どうなの）かはわかんないけど、私たちの思うＱＯＬがもう少し高くていい生活をできたらなって。（2回目、31～32頁）

Ｂさんは、「みんな」、「気が抜けた」、「ぽっかりっていう感じになっちゃった」と言った後に、しばらく沈黙し、その感じは「ずっとそれは残るんですよね」と語った。懸命にかかわっていたその存在を突然亡くしたＢさんたちの「ぽっかり」という感覚、残されたその感覚は、治療をしていなければこうはならなかった、「もう少しあと（何か看護が）できたら」、「ＱＯＬがもう少し高くていい生活」ができたら、という心残りとして語られる。「ずっとそれは残る」と語られていることからも、今もなおＢさんは、これを考え続けているようである。さらに、Ｂさんたちが実現したかったことを語るたびに「もう少し」と形容していることから、懸命に行なったケアであったが「もう少し」望ましい水準に至っていなかった、それだからこそ余計に悔やまれそのことが「ずっと」残ってしまう。

Ｂさんは、そのような心残りを覚えた自分自身の感覚を語りながら探っていく。

Ｂ　なんかこう抜けちゃった感じですよね。力が抜けちゃうような。（略）なんかまだ一生懸命やってる途中、要するに力を出し切ってないわけですよね。こうやっている最中に、あれ？　みたいな、いないみたいな。たぶん、だからこの間のときにこうやってこうなんか提供しようと思っているのに亡くなってしまうことでという話が出ましたよね。私あれすごく、ああ、私はすごくそれになんか納得がいったというか。そうかもしれないなと。自分たち、やっぱりエゴなのかな。提供したい、普通提供して反応があって、あ、良かったたって満足したい。患者さんあっての看護師。当たり前なんだけど、言葉にすると。当たり前なんだけどなんかすごくそれを求めてるのかなって。（個別インタビュー：Bさん、22頁）

二回目の後に行なわれたこのインタビューでも、「力が抜けちゃうような」と右田さんが亡くなった経験を語る。そしてそのBさんに残っていることは、「移植をして、全身が剥け」てしまっているにもかかわらず、意識のある右田さんの強烈な苦しみに否応なく引き寄せられて「一生懸命やっている途中に」その相手を突如亡くし、そこに向かっていた志向性も宛先を見失い宙に浮いたままとなった、その中で生じた。この経験は、一方でBさんに、自分たちが「何かを提供したい」、そしてそれに対して患者さんから「反応があって」、「あ～良かったたって満足したい」と思っていたことに気づかせる。この気づきは、「提供しようと思っているのに亡くなってしま」った、というCさんやDさんの患者を亡くした語りにも促されているようだ。むしろ、CさんやDさんの語りのうちに、自らの看護師としてのあり方を見て取り「納得がいった」。だから「そうかもしれない」と言葉を添える。それは、「患者さんあっての看護師」と自ら語りもするように、患者がいなければ成り立たないことを求めていたのだ、という気づきへも至らせた。しかし右田さんは、苦しみのうちに亡くなり、Bさんたちがケアを提供したくともそれが叶わない。このことは、四回目のグループインタビューでより明確に表現された。

B　何か、ここで話をしながらそうだなって感じたのもそうなんだけど、患者さんがいて自分がいるんだっていう。何か、提供してるだけじゃない、向こうからもらってるから存在してるっていうのも、非常に。この場で話をしたもんで余計感じることができたんだけど。存在のあり方みたいなのを非常に感じましたね、あの人の場合はね。スコンといなくなった、頑張ってるところでこう、スコンといなくなられたっていうのは、非常にこう、ぽかっと空いちゃう感じ。うん。（4回目、7頁）

右田さんを亡くした経験においてBさんは、「患者さんがいて自分がいる」「何か（患者さんに）提供してるだけじゃない、向こうからもらってる」、そのような看護師としての自分の「存在のあり方」を強く感じている。それは、患者さんを亡くして「ぽっかり空いちゃった」感覚、突然の右田さんの不在により、逆に右田さんとともに自分の実践が充実して成り立っていたこと、そして、その実践において自分の存在も確かにあったことをBさんに気づかせた。

このことは、「ここで話をしながら」「この場で話をしたもんで余計に感じる」と繰り返されていることから、グループインタビューの場で、語り合いつつ感じ考えて気づいていったことであったようだ。つまり、Bさんの看護師としての存在は、患者さんに支えられ、類似の経験をしている看護師たちとともに形づくられた[4]。その感覚を問い続けつつ、さらに同じような経験をしているメンバーとの語り合いをとおしてその話に「納得」でき、経験の意味も更新されていくようだ。

3　ようやく看護になる（Eさんの経験）

残している何かに触れる

Bさんは、お母さん（妻）を取り残していたことへの反省とともに、それだからこそ、「患者さんだけじゃなくて、全部含めて患者さん」であることを意識し始めた。それは、「ほんとに基本的なこと」である家族のケアへと注意を向かわせるようになった経験であった。このような経験を語り合うグループインタビューの中で、Eさんも気になり続けていた患者との経験を語り始める。彼女の場合は、患者への看護の意味を、改めて問い直すことになった。

E　新卒のときは小児科だったんですよね。結局、子どもも、赤ちゃん、新生児とか、気持ちも大切なんだろうけれども、状況的にというか、相手がしゃべれなかったりとか。そうする場合は自分たちの想像も大半で、プラス、家族が代弁者の場合も多いんで、家族とのかかわりっていう、そういうところでは自分ではできてたと思うんですけど。（異動して）外科、ターミナルの人を看始めたときに、家族とのかかわりは、まあできるんですけども、結局患者さんとのかかわりも大切なんだよなっていうのを改めて、感じたっていうか。患者さんと家族って別々には考えられないんだけども、やっぱり何かの折には患者さんが中心にいて、患者さんの気持ちを捉えつつ、家族の人にも接していかなければ円滑にいろいろ回らないような感じですね。（4回目、8～9頁）

Bさんが家族へのケアができていなかったことを語ったのに対し、家族へのかかわりはできていたEさんは、むしろ患者へのかかわりの大切さに気づかされた経験を語った。が、両者がともに「家族を含めて全部」「患者さんと家族って別々に考えられないんだけども」と語っていることから、ここでのEさんの語りは、Bさんの語りを引き継ぎつつ、自らの経験に惹きつけて語ったものと言えるだろう。ただし「だけども」と語られていることから、EさんはBさんの関心の焦点とは違う、より患者さんのほうへ重心を置いた経験を語ろうとしていたと言える。

このグループインタビューが行なわれていた頃、Eさんは、病院の勤務から離れて、数ヵ月間の研修を受けていた。その研修において、印象深く記憶に残っている患者への看護について、レポートにまとめる機会があった。

Eさんがレポートで取り上げた患者は、腎がんのターミナル期にある江東さんだった。Eさんは、江東さんのことを「あんまり自分からいろいろしゃべる人」ではなくて、「かかわりづらいような」患者という印象をもっていたと言う。実際に、「うまくかかわれない」と思って悩んだ。他方で、江東さんの奥さんは、「患者さん（江東さん）の情報」をたくさん教えてくれ、不安などもEさんに訴えてくれた。だからEさんは、「奥さん自身の不安」へは、かかわれていたと思っていた。

このように、江東さんとうまくかかわれていないことを「わかっていた」Eさんだったが、改めて江東さんとのかかわりを振り返る機会をもつと、彼へは看護の手が届いておらず、彼の希望が何であったのかもまったくわかっていなかったことに気づき、愕然とする。

E　結局、亡くなった後に、じゃあ自分は家族に対してはいろいろできたけども、患者さんに対して何ができて、何が希望だったんだろうって思ったら、知らない、わかんないんですよ。だから、そういう自分がすごい情けなくて。やっぱり患者さんと対等に話ができて、プラス、家族と話ができて、ようやく看護になるのかなっていうことを学んだような体験がありました。（4回目、9頁）

「患者さんに対して何ができて、何が希望だったんだろう」。Eさんはレポートをまとめたときに、この患者とのかかわりを問い直したと語ったが、ここでの語りより、既に患者の死を契機として、自分自身の看護を問い直し始めていたことがわかる。だからこそレポートに、この患者とのかかわりの経験を書くことを選び取ったのであろう。そして、振り返りとレポートを介して、患者の希望を知らなかったことに、それを知る手立てとして「対等に話ができて」いなかったことに気づいたのである。それができた上で「家族と話ができて、ようやく看護になる」。この、「ようやく」という可能性を孕んだ語りは、そこに向かっていこうとする自分の目標を宿した、自分自身の看護を表現したものであったのかもしれない。

加えて、この「ようやく看護になる」という言葉は、Dさんの言葉を彷彿とさせる。Dさんは、「いつも」穏やかであった患者を亡くし、後に日記を見てクリスチャンであったのを知った、その経験をとおして、患者さんの「生き様とか生きてきた道とかこれから生きていく道とか」をわかろうという姿勢で患者とかかわらなければ、「ほんとの意味でケアが成立していない」ということに気づいたと語った。ここでのEさんの語りは、このDさんのケアが成り立つかかわりの姿勢を引き継いでいると言っていい。

Eさんは、患者にかかわれなかったことを振り返る中で、次の理由づけもする。

E　たぶん、自分自身で壁を作っていたのかもしれない。それじゃあいけないっていう。さっきみたいに一時間でも、傍にいる時間を自分で意図的に作れる行動がもっとできたら良かったのかなって。（4回目、9頁）

「さっきみたい」、それはCさんの、勤務のたびに患者さんのベッドサイドで「一時間」余りの時間を過ごす、その実践を指している。Cさんの語りを聞きながら、そうできたら良かったのかもしれない、と自分の看護の可能性を編み直しているのだ。

一人ひとりの看護師たちの、自分がそれとして目指すケアや看護は、つねに自分のある種の不足や引っかかりとともに、それを手がかりとして形づくられるのだ。

はたから見ると

Eさんが江東さんのケアに携わっていたちょうどその頃、BさんとDさんも同じ病棟で働き江東さんにかかわっていた。そのため、「同じ患者さんを経験してても、……違う印象をもってるんですよね。」と問いかけてみると、Dさんは、「Eさんがとても困ってるっていう話とか、あ、困ってるなとかっていうのは」と言い、その言葉に重ねるようにBさんは「非常によくかかわって頑張ってるけど、困ってるんだなっていうのが」と、見て取っていたEさんの様子を語った。そして三人は、その当時のことを振り返りつつ、Eさんの実践を意味づけ直していく。

B　よく足を、比較的悩みながらも足を運んでいたし。うちの人とは話をたくさんして、おうちの人も「Eさんいる？」って来ていたから、それだけの関係を作って。はたから見ればよくかかわって頑張っていたと思う。ただ、でも、Eさんの中では（略）。家族とは、要するに、奥さんは非常に話をしてくれる人で、かかわろうと思えばかかわりやすかったっていうあれなのかもしれないんだけど。……こっち（患者）にはどうしたらいいんだろうって、たぶん悩んでいたんだろうなって。

D　最終的に本人の話がどうだったかっていうあれが、結果が聞けるわけではないから。でも、もしかしたら、Eさんは不満足でも、向こうは満足してたかもしれない。それはわからないもんね。

E　（…）涙が出てきちゃって。（笑）

私　今も残ってる、涙が出てきちゃって、残ってることがあるんですかね。

E　たぶん、そう、だと思うんです。（沈黙8秒ののち笑い始める）（4回目、10頁）

Bさんが「はたから見ればよくかかわって頑張っていたと思う」と語ってもいるように、ともに働いていた看護師たちは、Eさんの実践の仕方やその語り方（申し送り方）等々から、頑張っていることを見て取っていた。しかし、勤務の引き継ぎとして行なわれる申し送りやカンファレンスでは、患者の情報を交換したり議論し合ったりすることはあっても、——ある計画された看護行為によって患者の状態に変化が見られた場合、それを評価する議論がなされることがあっても——患者・家族と看護師との関係について、その当事者である看護師へコメントがされることは少ない。看護師たちは、その仕事柄から言っても、患者のほうへと向かうベクトルにまなざしや関心を引き寄せられ、取り交わされる言葉の多くは患者にかんする内容で占められている。他方で、これまでにも見てきたとおり、一人ひとりの看護師はその実践自体を通して、自らを問うことへとそのベクトルを反転させることがある。患者との関係は、個々の看護師のこうした反転の構造において、――たとえば、Bさんは心残りと語り、Cさんは引っかかりの経験として振り返っているように――問われているのである。

レポートを書くことをとおしてEさんは、自分の看護の至らなかった側面ばかりを確認し、情けない気持ちになっていた。その、自分ばかりを責めているEさんに対して、同じ病棟でともに働き、彼女の患者さんやその家族とのかかわり、そしてその悩みを聞いたり見たりしてきたBさんの、Eさんの気持ちを代弁する「Eさんの中では（略）こっち（患者）にはどうしたらいいんだろうって、たぶん悩んでいたんだろうなって」という言葉は、彼女の悩みや実践に理解を示すものとなっており、またDさんの「（患者さんに）聞けるわけではない」「それはわからない」と断りながらも、「Eさんは不満足でも、向こうは満足してたかもしれない」という、視点を患者側へ置き換える言葉は、Eさんの、自分ばかりに向けてしまう反省のまなざしを、他者（患者、家族）の気持ちへと向かわせる契機となっていたと言えるだろう。このグループインタビューの中でCさんが、Bさんの言葉に、こだわり続けていた事柄を解きほぐされたように。

4　ポツンと残る一件（Aさんの経験）

患者さんを「大事」にすることを、改めて問われた経験を語ったのは、Aさんである。これは、先述のEさんの経験に続いて語られた。Aさんは、ある患者の家族とのトラブルを気がかりに思っていたが、別の患者の家族との会話にその引っかかりを解きほぐされたと言う。

Aさんが就職して最初に配属されたのは、小児科病棟だった。彼女が「自分の中ですごく変わるきっかけ」、「今の自分のもとになってるもの」として話してくれたのは、この病棟で働き始めて二、三年目に入院してきた、五歳ぐらいの子ども（大杉くん）とその母親とのかかわりであった。インタビューから遡って、一〇年以上も前の経験になる。

お母さんを傷つけた

大杉くんは「普通の学童の部屋」に入ったが、「排泄も自立」しておらず「落ち着き」もなかったため、Aさんには、「ちょっと多動でそのお部屋にはちょっと馴染めない」ように見えた。ここで、あえて「普通の」と語られたのは、ちょうどその頃、Aさんの病棟では、「食事や排泄」が自分である程度できる子どもの病室として大部屋が用意されていたためであるようだ。だから、その基準にそぐわない大杉くんのことが気になったのだ。

Aさんが大杉くんとその母親と接したのは、日勤と夜勤の間をつなぐ、中勤という勤務時間だった。

Ａ　中勤で来たときに、前の半日（午前のみの日勤）の勤務の人から、「ちょっとこの子、大部屋無理そうだし、おしっこは漏らしちゃうし、とりあえずオムツをしてもらうように言ってください」みたいな申し送りを受けて。私もなんか、大丈夫かなって思ってた子だったもんで、「わかりました」って言ってそれだけ受けて。で、面会にお母さんが来たときに、それを伝えたんですけど、そのときはお母さんが「はい、わかりました」っていう感じで受けて。「可能であればちょっと付き添いをしてもらえませんか」みたいなことをそのとき言ったんですけど、「ちょっと状況的に兄弟もいて付き添いはできないから、この部屋でお願いします」っていうふうに言われて。（4回目、13〜14頁）

Ａさんは、前の勤務の看護師から申し送られる大杉くんの状態や様子を語った直後に、「私もなんか、大丈夫かなって思ってた子」と、申し送られる情報を先取りしていたように語っていた。Ａさんは、申し送りの前に既に、記録などの情報、あるいは直接見回りに行くなどして大杉くんの状態を知っており、申し送りはそれを確かめる機会になっていたようである。そして、大杉くんに対する見立てが同じだったために、Ａさんは日勤看護師から「それだけ受けて」、お母さんにも「それを伝え」ることにした。加えて、お母さんに「可能であればちょっと付き添いをしてもらえませんか」と尋ねたことは、大杉くんが排泄をうまくできないことだけではなくて、大部屋で過ごせるかどうか、ということへの気がかりを示していたと思われる。そして、そのようなＡさんの働きかけに対してお母さんは、オムツを買ってくることは了解したが、兄弟がいるという「状況」を理由に付き添うことは断った。

Aさんが中勤を終えて夜勤へ申し送りをするちょうどその交代時に、病棟に一本の電話がかかってきた。それを取った係長が、「申し訳ありません」と謝罪をしているのが視界の端に映る……。

その電話は、大杉くんのお母さんからかかってきた。お母さんは「泣きながら」、「うちの子は普通です」と言って、看護師にオムツを買ってくるように言われたことに傷ついたと抗議をしたようだ。それをAさんに告げた係長は、「Aさんが悪いわけじゃない」と言ってはくれたが、「その当時はなんか文句を言われた」ように思え、「すごく傷ついた」と言う。そしてその後、Aさんは「そのお母さん、見られなく」なってしまい、かかわりをもたないまま大杉くんは退院していった。Aさんにとってこの一件は、「自分の中」に「ず～っと残る」出来事であり、事ある毎に考えさせられた。

ある程度年をとって思う

それから十年余り経た後のグループインタビューの場で、Aさんは、その頃の自分自身を振り返る。

A　今、自分がある程度年をとって思うと、やっぱりそのお母さんの気持ちとか、その子どもを大事にしなかったというか、ただ単にオムツのほうが良さそうだっていうのだけでポンッて返しちゃった、若かったなって思うんですけど、今思うと。どういう子だったのかなとか、たとえば、その幼稚園行ってるみたいだけど、その幼稚園ではどうなのかなっていうところをまずお母さんに聞いてみるとか、私じゃなくて、たとえば保母さんとか、師長さんから言ってもらうとか、なにか手立てがあったんだろうけど、当時はもう、言われたらそれを片付けるみたいな、そういう感覚で言っちゃってて、結局お母さんをすごく傷つけちゃったっていうのがあって。やっぱり、その子を、患者さんを大事にしなければいけなかった。（4回目、14頁）

患児の母親にオムツの持参を依頼すること自体は、看護師たちが日常的に行なっていることであるし、Aさんとそれを申し送った看護師は、大杉くんの状態を見て、オムツの必要性を感じたために前述の対応をしたのであろう。ところが、Aさんも「ただ単にオムツのほうが良さそうだっていうのだけでポンッて返した」と語っているように、ここでの患者やその家族との接し方は、日常的に行なっていることの繰り返しとしてだけ行なわれた。そのような営みをAさんは、「ただ単に」、「ポンッて返す」、「言われたからそれを片付けるみたいな、そういう感覚」と表現している。そこでは、「オムツのほうが良さそう」という考えのみが浮上し、「どういう子だったのかな」、「幼稚園ではどうなのかな」というように、子どもに関心を向けて「手立て」を考えることはできていなかった。

他方で、お母さんからの抗議の電話に「すごく傷つき」、その経験自体が「ず〜っと残」っていたからこそ、Aさんは、自らの実践を「言われたらそれを片付けるみたいな」感覚で行なっていたことにも気がついた。それは、「子どもを大事にしなかった」、「患者さんを大事にしなければいけなかった」と語られていることから、そのようにできていなかったこととして振り返られており、それだから「お母さんをすごく傷つけちゃった」と思っている。そして、この経験を考え続けてきたAさんは、その片付けるような振る舞いを踏み留める提案を、今、語り直しながらしているのだ。

またAさんが、その傷が「自分の中に、ず〜っと残って」いたと語っていることから、その後の彼女の実践は、残された傷、そしてそれがずっと引っかかっていたという経験を孕みつつ、働き続けていると言える。さらにこの経験は同時に、見えてくる何手も先の映像をひとつの事柄に限定するのではなくて、「保母さんにそのことを相談」するなど、それ以外の可能性にも実践を拓いていく。

こうした経験をAさんは、「きっかけ、今の自分がこうあるきっかけだったのかな」と意味づけ、次のような意志をもって働くようになったと語った。

A　後々そういうの（集団生活に馴染めない子の対応）を知って、（笑いながら）なんか未熟だったな、みたいに思って。今でも、患者さんをとにかく大事にする。（略）今、お年寄りの（入院している）ところ（病棟）に来て、何十年ってその人が生きてきた、今は介護を受けるような人（状態）になっても、その人は生まれてきて、働いて、今はその働く期間を終えて、介護の時期を過ごしてるんだと思うと、その人を大事にしようって思っているんですけど。（4回目、14～15頁）

ここでAさんは、繰り返し「患者さんをとにかく大事にする」「その人を大事にしようと思って」いると語る。それは、高齢者が多く入院する病棟に異動をして働き始めた「今」、特に強く思うのだと。介護を受けているその人に、その人が生まれてからこれまでの歴史を見て取っているためであるようだ。このように、Aさんを「その人」「患者さん」へ関心を向けることへと導いたのが大杉くんとそのお母さんとの経験であり、それゆえこの経験は「きっかけ、今の自分がこうあるきっかけだったのかな」と意味づけられている。

もう一つ確認しておきたいことは、「後々そういうのを知って、なんか未熟だったな、みたいに思って」、「今でも」という語りである。「後々」、「今でも」と語られていることから、Aさんは、大杉くんとそのお母さんとの出来事を、機会がある毎に想起して、それを自らの未熟さとして意味づけつつ振り返っていたと思われる。先に述べたとおり、傷が「ず〜っと残っていた」からこそ、こうした機会が創り出されたと言えるだろう。むしろ、「後々」の振り返りの機会が、「ず〜っと」という経験をAさんにさせているのかもしれない。

ずっと引っかかって

この出来事が別の話題へと変わり、他のメンバーの語りを聞いている最中に、Aさんは「そういえば、思い出した」と言い、「ずっと引っかかって」いた「オムツの一件」を、別の患者（家族）とのかかわりと関連づけて話し始めた。ここでAさんは、「ずっと引っかかって」いたと言いながらも、「毎日泣いてたわけじゃないんですけど」と断り、その引っかかりがどのような場面で浮かび上がってきたのかを語る。先述した「後々」に振り返った機会の具体例である。

それは、大杉くんとは別の子どもが入院をしてきたときの出来事である。その子どもは、母親のある一言に反応して硝子を蹴ってしまい、足に刺さった破片を洗浄するために入院してきた。情緒的な面に障害をもつ子どもであったようだ。いつもは別の病院を受診していたが、その病院が診療時間外であったために、Aさんの病院を訪れた。

Ａ　どう接したらいいのかこっちも困っちゃって。そのときに、お父さんとお母さんがその子ともずっと付き合ってるので、うちの子はこういう子なので、こういうふうに接してくださいみたいな、きちっと最初にこっちに言ってくれたんですね。いつも別の病院に入院して、その看護師さんはこの子の接し方わかってくれてるんだけど、ここの看護師さんはわかんないから迷惑かけちゃうのでって言って、細かくこうデータベースに書いてくれたんですね。たくさんのことを一度に言うとそれを処理できないから、はい、いいえで答えられることでゆっくり聞いてくれれば落ち着きますみたいな、そんなふうなことを書いてくれて。（4回目、19～20頁）

このお母さんの話を聞いたときＡさんは、「そのお母さんと何となくスイッチが入ったような気」がして、オムツの一件を話し始めていた。

Ａ　実はこういうことがあってすごく自分の中でも反省してることがあるんですよってことを言ったら、そのお母さんが、家族サイドとしてもやっぱり必要な情報を学校なり、病院なり、自分の子どもが集団に馴染めないっていってわかった時点でそういうのを言うのは親の義務でもあると思う、みたいなことを言ってくれて。そこで自分で勝手に消化して（笑）そうだよななんてことを思ったんですけど。（4回目、20頁）

Ａさんはそれまで、大杉くんのお母さんとの一件を、「すごく傷ついた」経験として「ず～っと」しこりのように残していた。それは、お母さんを傷つけ、自分も傷ついた経験であり、Aさんを「患者さんを大事にする」と決意させた経験でもあった。だからAさんは、その出来事を「反省」すべきことであるのと同時に、「今の自分がこうあるきっかけ」として意味づけてきたのだ。ところが、この硝子を蹴って入院した子どものお母さんは、入院してきたばかりの子どものことをすぐさま理解することは難しく、だからこそ、親も子どもと接するのに「必要な情報」を看護師たちに伝える「義務」がある、と言う。そしてさらに、このお母さんは次のように語る。

A　若い看護婦さんにそういうふうにポンッていきなり言われてすごく辛い部分見せられたと思うんだけど、お母さん自身もきっとそこで気がついたと思うよ、みたいなことを言ってくれて。で、あ、なんかそうじゃんみたいな（笑）、そうだよ、親だってそういう義務あるじゃんって思ったのが。で、自分の中で消化したんですけど。（4回目、20頁）

Aさんはこれまで、自分自身がしてしまったこととして、自分の立場からこの出来事を振り返って反省してきたが、大杉くんのお母さんの立場から、それを考えていなかった。このお母さんが与えてくれたのは、「（大杉くんの）お母さん自身もきっとそこで気がついた」という、母親の側の視点である。つまり、このお母さんがAさんに自分から相手の立場へと視点を移してみることを促したのだ。

そもそもAさんが、このお母さんに「何となくスイッチが入った」と思ってオムツの一件を語り始めたのは、お母さんの側が接するのが難しい子どもとのかかわり方を「最初に」話してくれたことに端を発していた。それゆえ、このお母さんにオムツの一件を話す前に既に、お母さんの「細かく」教えてくれるその説明が、Aさんの志向性を自らのほうからお母さんの側へと向けさせていた。その志向性が、Aさんをしてそのお母さんにオムツの一件を語らせたと言えるだろう。そして、そのお母さんの子どもとの接し方を説明するという行為を、お母さん自らが「親の義務」と意味づけたのである。そのことは、お母さんのその行為へと向かっていたAさんの志向性をより強化するとともに自覚させ、自分だけで引き受けていた傷の重みを、親の義務と分かちもつことを可能にした。Aさんにとって、ずっとしこりのように残り「傷」にもなっていた経験は、このお母さんの言葉とともに解きほぐされ、別の意味に更新されたようである。だから「消化した」と語られたのであろう。

さらにAさんは、次の言葉を続ける。

A　誰かと話すのもそうだし、どこかで患者さんに救われたりとか、患者さんで学んで患者さんで悩んで、そこでまた救われるみたいな、そういう繰り返しなのかなって思っています。（4回目、20頁）

救われ、学びつつ悩み、また救われるという繰り返し。これを実感したAさんにとって、大杉くんとそのお母さんとの傷としてずっと残っていた経験は「自分のもと」となり、深く現在の実践に錨を下ろすこととなった。

注・文献

［1］Dさんの語りについて榊原は、ハイデガーの顧慮的気遣いを参照しつつ、次のように記述する。「Dさんは、患者を「理解しきる」こと、すなわち患者の気遣いの正確な認識を目指しているわけではない。しかし、かといって、自分が良しとする手本を患者の前で示そうと考えているわけでもない。そうではなく、患者にとって一番大切に思われている事柄を気遣い了解しようとするその「身構え」・在り方が大切だと考えている。ここには、こちらから相手に手本を示すのではなく、患者が自分の気遣いにしたがって、その人らしく存在することができるよう、患者に寄り添い、いわばその患者の気遣いの方から、その気遣いの方向を目指して、共に歩もうとする顧慮的気遣いの在り方が示されているように思われるのである。」（榊原哲也「フッサールとハイデガー――ケアという事象をめぐって」『Heidegger-Forum』2015, 9, 112-125.（117頁））

［2］野口裕二編『ナラティヴ・アプローチ』勁草書房、2009年、2頁

［3］「それぞれの体験は、その体験の属する意識連関の変化、およびその体験自身の流れの局面の変化に応じて変化する地平をもっている。この地平は、その体験自身に属しているところの、意識の多くの潜在性を指示する指向的地平である。」（フッサール／船橋弘（訳）「デカルト的省察」細谷恒夫責任編集『ブレンターノ　フッサール』中公バックス　世界の名著62、中央公論社、1980年、173~353頁、（226頁））

［4］M・メルロ＝ポンティ／竹内芳郎・木田元・宮本忠雄（訳）『知覚の現象学2』みすず書房、1974年、M・メルロ＝ポンティ／竹内芳郎・粟津則雄・海老坂武・木田元・滝浦静雄（訳）『シーニュ1』みすず書房、1969年の他者論、言語論を参照。

第6章　引っかかりから多様性へ

第2部ではこれまで、比較的経験の浅い頃の、あるいは数年前の印象深い看護経験を紹介してきた。それは、既に看護師たち自身において、幾度も振り返ったりそれを機に捉え直されたりしてきた経験であったと思われる。それゆえ、グループインタビューで語り直すことは、これらを再度、他の看護師たちの経験や意味づけと交差させつつ捉え直したり、それを自分の実践を支える経験として自覚し直したり、さらには、看護がそれとして成り立つ——彼女らの言葉を借りると「看護になる」——ために不可欠な態度や素地を浮かび上がらせたりする作業となっていた。

本章では、そうした経験とも関連する、「最近、気になった」患者さんとのかかわりを紹介する。それは、現在もまだ生み出されつつある問い直しを始めたばかりの経験であるため、他の看護師たちとその経験について語り合うことは、その患者とのかかわりを印象深いこととして彼らの実践に刻みつけるきっかけになるかもしれない。

他方で、こうした語りは、十年近い経験を積んできた看護師たちが「現在」の日々の実践において、どのようなこだわりをもっていたり、何に引っかかりを覚えていたり、自らの振る舞いをいかに問い直したりしながら実践しているのかを、そしてその実践をいかに成り立たせているのかを垣間見ることを可能にするだろう。

1 現在の実践においても気になる（BさんとFさんの経験）

「最近、気になった」のは「やっぱ賀川さんかな」と口にしたのはBさんだった。が、Bさんの賀川さんにかんする語りが呼び水となり、Fさんも賀川さんのことを語り始める。

これが語られた頃、BさんとFさんは同じ病棟で働いており、二人ともが賀川さんの援助に携わっていた。これまでにも触れたが、グループインタビューに参加した六名の看護師は、このインタビュー当初、同じ総合病院で働いていた。中には一時、他の病院で働いたり、大学院への進学や長期研修のために病院を離れたりした者もいるが、またこの病院に戻ってきて、日々の実践を行なっていた。就職以来、一箇所の病棟で働き続けてきた者もいるが、多くは、幾つかの病棟を数年ごとに異動して十年前後を過ごしてきており、参加メンバーの何人かは、ある時期、ある病棟で一緒に働き、また別の病棟に異動して他の人に出会うという経験を繰り返してきた。そのため、これまでにも見られたとおり、たびたび主たる語り手となっている者以外の看護師が語られている患者のことを知っていたり、語り手の看護実践がどのように見えていたのかをコメントしたりする。このような、看護師同士の関係の中で、ここでの看護実践の語りが成り立っていることを確認しておきたい。

家に帰る準備をめぐって

Bさんと Fさんが紹介してくれた賀川さんは、乳がんによる痛みと胸のあたりの苦しさのために一週間ほど入院した。肝臓などへの転移も見られ、既にターミナル期にあったようである。麻薬によって痛みをコントロールし「ぼちぼち」自宅に帰ることが予定されていたのだが、「急にその人が（家に）帰りますって言い出して。だから先生と家族の間では今しか帰れないから帰ろう（退院しよう）」という話にまとまったと言う。

この賀川さんの突然の退院について、Bさんは次のように考えていた。

B　ナースサイドとしても、ここで寝泊まりするよりは、とにかく早く痛みのコントロールして、（痛みのコントロールができたのを）見て帰したいっていう思いが強かったですね。帰したいねって言ってた矢先に帰るっていう話になって、ちょっとばたばたばたばたっとして。いや、もうちょっとうまく痛みのコントロールできるはずなんだけどっていう状況で、帰ることになったもんで、ちょっとばたばたしてたけど。またそういうので一番心に最近のとこで、ピックアップする患者さんはその人かなと思ったんだけれど。どういうふうにしてあげるのが一番いいのかなって。

私　痛みのコントロール（略）。

B　そう。だから私個人の気持ちとしては、いや、もうせめて二〜三日待って欲しいんです。（2回目、2〜3頁）

あえて「ナースサイドとしても」と語り始めたのは、突然の退院に反対しているわけではなく、看護師である自分も「早く痛みのコントロールして」「帰したい（退院できるようにしたい）」という気持ちはあったが、看護師の視点から見ると、「帰したい」のと「実際に帰ること」とは違っていることを伝えようとしたためではないだろうか。Bさんは「もうちょっとうまく」痛みをコントロールできているのを見たかったのであり、それを自宅でもうまくできる状態にまでなったことを確認してから退院へと進めたかったのだ。「ちょっとばたばたっとして」を繰り返すのは、それができないままに、つまり急いで準備をして退院をしたことを表わしていると言える。それは、Bさん「個人の気持ちとして」は「もうせめて二～三日」という程の期間で実現できると見積もられていた。

ここではBさんが、「一番心に最近のとこで」、「どういうふうにしてあげるのが一番いいのかなって」と語っていることに注目したい。この語りはBさんが、最近の印象深い患者とのかかわりを、既に終わってしまったことではなく、今もまだ「どういうふうに」しようかと考えていること、つまりBさんにとって現在進行形の出来事であることを意味しており、グループインタビューの場で、他の看護師たちと語りながらそれを考えようとしていることを言い表わしていると言えるだろう。それはいかに、考えられていくのだろうか。

Bさんのこの語りに、一緒に賀川さんのケアにかかわったFさんも参加し、次のように語りを進めていく。

B　だから本当はもうちょっとうまくコントロールができて、なるべくお薬の選択を難しくないような状況にして帰してあげたかったんだよ。でもうちの人の気持ちも強かったから……。

F　そう、本人は、何か帰りたい、帰りたいって言ってて。

B　そう、帰りたくて帰りたくてしょうがなかったんだよね。だもんでまあ、しょうがないなと思って帰したんですけれど。それが何となくもうちょっとうまくできるのにっていう。

F　どう出るかの結果がわかんないままとりあえず帰しちゃったっていう感じですね。張るの（張る薬）もちょっと増量してね、増量した日に帰っちゃったんですよね。

B　ただ結果はどう出るかわかんないけどね。

F　まあ、でも本当に良かったかもしれない、もしかすると。

B　そうそうそう。だからうちの人も本人も今だから帰れたって思えるかもしれないから。

F　ここまで話が通じちゃうのかな。（2回目、3～4頁）

Bさんは、痛み止めの薬の選択が「難しくないような状況」にしてから帰したかったと語りつつも、その同じ文脈で「でも」と断り、「うちの人の気持ちも強かった」と、家族の気持ちに言及する。また、それについてFさんが「そう、本人は、何か帰りたい、帰りたいって言ってて」と語り、それが患者本人の希望でもあったことを補う。だからBさんは、「もうちょっとうまくできるのに」と薬の選択を難しくないようにコントロールできる可能性を見越しながらも、「しょうがないと思って帰」すしかなかったと言う。

ところが、これに対してFさんが、「どう出るかの結果がわかんないままとりあえず帰しちゃったっていう感じですね」と言い換えると、Bさんはそれまでのこだわりが消えてしまったかのように、そのFさんの言葉を自分でも繰り返し、さらに、Fさんが「まあ、でも本当に良かったかもしれない、もしかすると」と言うと、「そうそうそう」と同意する。Fさんが「もしかすると」と断定を避けているために、それも含めて同意したのかもしれないが、ここでBさんは、確かにこれまでのこだわりから少し距離をとれているように思われる。つまり、Fさんの言葉に触発されて、痛みのコントロールは不十分だったかもしれないが、患者や家族にとっては良い時期だったのかもしれない、と視点を看護師から患者や家族の側へ移し、別の理解の可能性も考えてみるのだ。

また、この一連の語りの最後の「ここまで話が通じちゃうのかな」というFさんのコメントは、そこに至るまでのやりとりから生まれたものである。具体的には、Bさんが語った「うちの人の気持ちも強かった」ことをFさんが「本人は、何か帰りたい」と言い換えると、その言葉を用いてBさんが了解しつつ、そこに自分の考えを重ねていく。それをFさんが自身の言葉で「どう出るかの結果がわかんないまま」と言い換えると、Bさんがその言葉を繰り返し、それをFさんが「良かったかもしれない」と意味づけ、Bさんがその「良かった」を「うちの人も本人も」と言って当事者の視点へと向け返す。この語りの連鎖を見ていくと、一方の言葉を他方が繰り返して引き受けることが、一方の考えを肯定していることになり、それを他方が言い換えるとその経験に新たな意味が与えられるのと同時に、さらに言い換えられて語られている事柄の意味が了解されていく。このプロセスの中で「ナースサイド」から当事者の立場へと視点が移されることで、Bさんの痛みのコントロールが「もうちょっとうまくできる」ことに引っかかった経験は、「良かったかもしれない」「今だから帰れたと思えるかもしれない」へと更新され了解された。このように二人で作った了解だからこそ、Fさんは「ここまで話が通じちゃうのかな」と感じたのであろう。後に詳しく議論するが、メルロ＝ポンティの言葉を借りると、こうした「言語活動の行使そのもののなかでこそ、私は了解することを学ぶ[1]」のである。Fさんにおいても、あらかじめ賀川さんとの出来事が十分に了解できているわけではなかったであろうし、むしろBさんとの対話の中でそれが実現し、またその実現が、Bさんと「話が通じる」という経験を成り立たせたと言える。

2　引っかかりのもとを紐解いていく

気がかりをたぐり寄せる

一つの病棟には多くの患者さんが入院しており、BさんやFさんたちは、がんを患い痛みのコントロールをしている者やターミナル期にある者へと、日常的に手を差しのべ続けていると思われる。そしてBさんにおいては、その中でも賀川さんが気になる人として語られたのである。何がBさんを、これほどまでに賀川さんへと向かわせたのであろうか。このような疑問をもったため、私は「どういうことを気にしながらかかわって、何に引っかかっていたのか」と尋ねてみた。Bさんはこれに応じようとするが、「何に引っかかっていたって」と言って沈黙し、しばらく後に「わからない」と呟きながら笑った。それを受けてFさんも、すぐさま「わからなかったうちに」と言葉をつないだ。

再度、私が「二人がぱっと（賀川さんのことを）思いついたのは？」と問うと、「ああ、その人の（その日の）受け持ちだったんです。たまたま、その帰る帰らないっていう」、「タイミングに当たったのが私だった」とBさんが応じた。「たまたま」というある種の偶然、つまり意図せず起こったという出来事の理解が、Bさんにおいて賀川さんの何に引っかかりをもっていたのかを明示的に語り難くさせていると言っていいだろう。先取りになるが、賀川さんのプライマリーナースは、Fさんだった。だから、Bさんがこれほどまでに賀川さんにこだわる必要はなかったと思われるかもしれない。ところがBさんは、「たまたま」というタイミングで「帰る帰らない」ということが話題になった日に受け持ちとなり、その状況に深く入り込んだ。

そしてBさんは、次のように気がかりをたぐり寄せていく。

B　本人よりも娘さんのことのほうがちょっと気になったんだよね。（略）家族背景がお母さんと本人二人しかいなくって、仕事を辞めてまでこんな狭い病室で寝泊まりするぐらい面倒見たいと思ってて、本当にこの人がいなくなったら、この娘さんは一人になっちゃうんだなみたいな思いがあって、そこまで面倒見たいんだっていう気持ちがある家族と本人に対して、なるべく一番いい状況にもっていけたらいいな。要するに感情移入しちゃうってことかな。だって自分の受け持ちでもないのに（笑）。

F　ありがとうございました。

B　たぶん、そのタイミングで、たぶん惹かれたんだと思うんですよ、うちが。たまたま私がかかわるそういう……。

私　退院するときにかかわる？　帰る帰らないときに。

B　ううん、退院のときもそうだったんだけれど、そういう痛み止めはどうする、どうしないって言っているときもかかわってたんだけど、そういう、私はタイミングの人だったのかなと思いながらかかわってたんだけれど。何とかできないかなっていう思いが入っててっちゃったっていう。たぶん帰すよって言ったら、ああ、そうなんだって言ってただ帰せば帰せた、帰せちゃうじゃないですか。（2回目、4〜5頁）

賀川さんの娘さんは、「仕事を辞めてまで」母親の看病のために付き添っていた。そこまで「面倒見たい」という娘さんの気持ち、そしてその娘さんが母子二人で暮らしていること、それは言い換えると、お母さんがいなくなったら「一人になっちゃう」という状況が、Bさんにその娘さんのことを気にかけさせ、「なるべく一番いい状況にもっていけたらいいな」と思わせる。ここではそれが「感情移入」と表現された。そして、「そのタイミングで、たぶん惹かれた」と言い、その後に「たまたま私がかかわるそういう……」と言って、何がタイミングであったのかをつけ加える。

先述したとおり、賀川さんのプライマリーナースはBさんではなくFさんだった。が、Bさんが自らのことを「タイミングの人」と言うとおり、退院のときも、痛み止めの薬を調整するときも、担当をしたのはBさんだった。こうした「偶然」受け持ったときの賀川さんの状況が、自身のことを「タイミングの人」という必然性を内包した言葉で語らせる。「娘さんのことのほうがちょっと気になっ」ていたという状況が背後にありながら、これらの機会にじかにかかわるという「タイミング」、鷲田の言葉を借りると「つねに視点が歴史のどこかの場所に局所づけられているという事実性と有限性の感覚[2]」が、Bさんを賀川さんに強く惹き寄せ、「何とかできないかなっていう思いが入ってっちゃった」という状態へと導いたのである。

ここでBさんが、「思いが入ってっちゃった」と表現するのは、こうした思い入れが、必ずしもしばしば起こることなのではなく、特別な経験であることを意味していると思われる。だからBさんは、上述したタイミングで惹かれなければ、医師が「帰す」と言えばそれに従って「帰せた」と断るのだ。それほど気にかけなくとも退院することが可能な患者であったにもかかわらず、気になった患者として語らずにはいられないほどかかわりの必然性を覚えている。そのことを確かめつつ、その理由の幾つかを挙げていく。

Bさんのこの発言を受けて、Fさんも気になったことを次のように語り始めた。

F　やっぱあの場合、娘さんで気になっちゃいましたね。

B　ねえ。

私　同じように。

F　同じようにっていうか、やっぱ娘さんにちょっと、

B　あなたここまで頑張ってるしっていう。

F　そのちょっと娘さんに感情移入したっていう感じもありましたけどね。なんか、それがいい人だったもんで。

私　娘さんとゆっくり話をする時間とか、(略)

F　ゆっくりっていうか、まあ、受け持ちだったので、(略)。でもそんな時間はとってないですね。退院に向けて何を準備しましょうとか、何か困ってることないですかとか、そういう感じだったんで。

B　何かかかわるんだったら、これからだったかなっていうタイミングだったんだよね、どっちかっていうと。

F　でも最後に、「良かったです、相談にね、いろいろのってもらって皆さんに」って言っていて、すごい何か印象的にはすごい良かったわって、こう感謝されてる感じがしたけれど。（2回目、5〜6頁）

ここでFさんは、「やっぱあの場合、娘さんで気になっちゃいましたね」と言い、Bさんと同様に娘に惹きつけられていたことを語ると、Bさんもそれを受けて「ねえ」と同意する。ところがFさんは、私の挟んだ（Bさんと）「同じように」という言葉にやや躊躇して、「同じようにっていうか、やっぱ娘さんにちょっと」と応じた。Fさんにとって賀川さんは、「ちょっと」気になるほどであり、だから「そんな（に）時間」をとってかかわってはいない。その状況において退院への準備を進め、困っていることなども聞いていた。

他方でBさんは、「何かかかわるんだったら、これからだったかなっていうタイミングだったんだよね、どっちかっていうと」と言う。つまり、Bさんにとって賀川さんの退院は、今まさにかかわろうとしていたときにいなくなってしまったという意味をもっていた。この経験は、第5章で繰り返し語られた、まさにかかわっているとき、ケアを懸命にしているときに突如、その相手を喪ってしまい、相手に向かう志向性が行き場を失くしたという経験を彷彿とさせる。みなの、自分の看護のもととして語られた経験が、Bさんに賀川さんを想起させたのかもしれない。が、プライマリーナースであったFさんは、「良かったです、相談にね、いろいろのってもらって皆さんに」という賀川さんや娘さんの言葉をそれとして受け止め、

「印象的にはすごい良かったわって、こう感謝されてる感じ」をもっていた。

このように、二人ともが賀川さんの娘さんのことを気にかけていながらも、その先の出来事に対する意味づけは異なっていた。この差異は、いかに生じたのだろうか。この違いは、何を生み出していくのだろうか。

注目していたことの違い

二人は、賀川さんとその家族へのかかわりのそれぞれの理解や印象を語りつつ、ここに見て取れた違いの根を探っていく。

B　何かこう、自分たちがやり遂げられてないのに帰られちゃうみたいな思いはあったのかな。

F　私はここまで、何か足りないっていうのはそんなにそこまでは感じてないかもしれなくって、とにかくああいう状況であんまり帰るっていうことはあんまりないから、逆に本人は帰りたいって言ってるし、いくら帰りたいって言ってもなかなか帰れないっていうほうが今まで多かったから（略）。痛みのコントロールは確かに不十分だったけど、この勢いに乗って帰しちゃうのもいいかなって、ちょっと思ってたんですよね。まあ、娘さん一人しかいないとはいっても、その娘さんがしっかり介護する構えがあるから。（2回目、6～7頁）

これに対して、Fさんが、Bさんの気がかりの理由を、「わからないけどたぶん、私なんかよりよっぽどたくさんあれですよね、きっとね、かかわってくれたのはBさんのほうだから」と述べると、Bさんは、ようやく自らの引っかかりの根に辿り着いたかのような口ぶりで語り始めた。

B　私はたぶん、その緩和ケアのところがすごい引っかかってたんだね、今まで。だからだと思う。だけどたぶん、あの、Fさんはその娘さんを見てた。受けてくれる人だから、だから勢いで帰したのは、帰れない人のほうが多い中にいて、これだけうちの人が帰す、帰したい、本人も帰りたい、先生も帰そう、タイミングが、みんなが合う人ってそうそうないじゃんね。

F　そう。そこで、まあ疼痛コントロールさえできてれば完ぺきだったけど、なかなか完ぺきな状態では帰れないもんね。

B　だからどちらかというと、私はそっちの痛みのほうにだけ目が行ってたのかなって気も今したんだけど。（2回目、7頁）

そして、次の言葉を続ける。

B　要するに医療側としての提供が不十分な状況で帰るっていうところに、たぶん不満足が。（2回目、8頁）

ここでは、一方でBさんが、「何かこう、自分たちがやり遂げられていないのに帰られちゃうみたいな思い」を語るのに対して、Fさんは、「何が足りないっていうのはそんなにそこまでは感じてないかもしれない」、「いくら帰りたいって言っても帰れないっていうほうが今まで多かったから」と言って、家に帰るということが実現したことを重視していたと語る。Bさんとは違う自分の意味づけを語ったためだろうか、Fさんはその違いの理由を、「たぶん」と言って断り、「私なんかよりよっぽどたくさん（略）かかわってくれたのはBさんのほうだから」と語った。

この違いの理由にかかわる発言はBさんの理解の呼び水となり、Fさんとは違う何に引っかかっていたのかを気づかせた。「緩和ケア」に「すごい引っかかってた」Bさん。他方でFさんは、賀川さんの介護を引き受けてくれる「娘さんを見ていた」、それだからこそ、賀川さんの退院への理解に違いが生じたと気がついた。ここでBさんが、自らの「緩和ケア」への引っかかりを完了形で語った後に「今まで」をあえて挟むのは、その引っかかりに気づいた今は、「緩和ケア」だけに縛られない、開かれた理解をし始めたためであろう。Fさんとの対話はBさんを、引っかかりの根に気づかせるとともにそれを解きほぐし、新たな意味へと導いていく。[3] そして、さらにBさんは、「私はそっちの痛みのほうにだけ目が行ってた」ことを繰り返し語り、その意味を「医療者としての提供が不十分な状況で帰るっていうところに、たぶん不満足が」あったと、自らの引っかかりをやや抽象的な表現で捉え直した。「痛みのほうだけ」や「医療者として」という、患者の症状や医療者という視点があえて語られるのは、それ以外の視点をもっていなかったことへの自覚をも意味していると思われる。

この語りの最初にBさんがもっていた問いは、「どういうふうにしてあげるのが一番いいのかな」であった。Fさんとともに語りつつ着地したBさんの問いへの応答としての気づきは、「一番いい」という一つの答えがあるのではなくて、それぞれの立場によって「一番いい」が異なっていること、つまり多様な解釈の可能性があることである。その違いのひとつである「緩和ケア」「医療者としての提供」を自身が担っていたことをBさんは知ったのだ。

このように、病棟で同じように患者さんを看ていても、その患者さんや家族とのかかわり方、かかわりのタイミング、医師との調整、ある状態に対して医療者としてすべきことの見極め、重点を置く内容等々により、看護師たちがそこで経験することの意味も多様となる。Bさんのように、患者の緩和ケアが不十分であることに引っかかる場合もあれば、Fさんのように、娘が「介護する構え」があり受けてくれる人であることに重点を置き、それを望ましいことと見て取る場合もあるのだ。この違いは同時に、多様な側面から患者の状態が見て取られ、援助が行なわれていることの現われと言えるだろう。賀川さんの「相談にね、いろいろのってもらって皆さんに」という言葉は、みなでかかわったからこその「いろいろ」であり、それが良かったことを物語っていたのだと思われる[4]。

こうした、看護師による多様な意味をもつ経験は、それが語り出されなくては、日常の実践の中に埋没してしまうことだろう。しかし、Bさんのように「気になる」こととして経験されれば、それが他者に語り出される可能性をもつのである。そのときこそが、互いの経験を確認し合うことのできる機会である。そして、気になった者もそうでなかった者も、自分の実践や見方以外の経験を学ぶことになるのだ[5]。

Bさんと Fさんの、最近気になった賀川さんという患者をめぐる語らいは、このような反省的実践の可能性を見せてくれた。

注・文献

［1］M・メルロ＝ポンティ／竹内芳郎・粟津則雄・海老坂武・木田元・滝浦静雄（訳）『シーニュ1』みすず書房、1969年、152頁。加えて、次の文章がここでの語りの特徴を示していると思われる。「われわれはそれぞれ一定の歴史的な事実性の厚みのなかに投げこまれ、そのなかで偶然性に深く浸透されつつ構造化されながら、相互の侵蝕や交差、衝突や共鳴といったかたちで、たえず自分たちの関係を編みなおしてゆく。」（鷲田清一『現代思想の冒険者たち　第18巻　メルロ＝ポンティ――可逆性』講談社、1997年、224頁）

［2］前掲書［1］鷲田、307頁

［3］「それはちょうど、朝日が突然風景を照らし出して、その様相が一変する以前に、その前ぶれがあるように、思想史のなかにまだ直接姿を現わさないうちにその輪郭が素描される一つの制度なのであり、またそれが持続するにつれて、ますます成長しつづけ、おのれに立ち向かっているさまざまの出来事を自身のうちに取りこんで変形させるが、しかしついには知らず知らずのうちにその運動が逆転して、自分に同化しえない諸状況や諸関係が自分の消化しうるそれらよりも過剰になり、その結果、状況や関係にも変質が起り、そしてもっと別な形の状況や関係を出現させるといった制度の一つなのである」を参照。M・メルロ＝ポンティ／滝浦静雄・木田元（訳）『世界の散文』みすず書房、1979年、127頁

［4］「構造としての社会は依然として多面的な実在、多くの解釈を容れうる実在であることになる」前掲書［1］、メルロ＝ポンティ、190頁

［5］「厳密に客観的方法によって得られる大上段にのしかかる普遍ではもはやなく、われわれが民俗学的経験によって、つまりたえず他人によって自己を吟味し自己によって他人を吟味することによって手に入れる側面的普遍」「問題は、原住民の観点も文明人の観点も、さらには両者のあいだでのさまざまな誤解といったものも座を占めることのできるような一つの一般的な基準系を作ること、つまり、原理的に言って他国や他の時代の人びとにも接近可能となるような一個の〈拡張された経験〉を構成すること、これなのだ。」（前掲書［1］メルロ＝ポンティ、193頁）

終章　語りが生み出す普遍

1　看護師のまなざし――〈見えてくる〉が生まれる

メルロ＝ポンティは、画家という職業のもつ、あるいは求めているものを「秘やかな智慧[1]」と呼んだ。彼によれば、この知は「（科学的思考の）あの活動主義（＝操作主義）がおよそ知ろうとは望まないこの〈生まな意味〉の層から、すべてを汲みとる[2]」ことによってしか見出せない。本書では、メルロ＝ポンティが画家に見て取ったこの「秘やかな智慧」と同じ水準で営まれている看護の経験を、彼らの語りから浮かび上がらせることを試みた。この状況から切り取ることのできないその知を、はっきり意識したり言語化したりすることが困難な実践の仕方を、実践者の経験の語りをとおして、他者との経験の交換を介して、実践そのものにおいて生成される仕方として記述した。

終章では、本書の記述を振り返り、看護実践の成り立ちの特徴、それを支える個々の看護師にとっての看護のもととその意味、そしてグループインタビューにおいて何がなされていたのかを検討する。

受動的かつ潜在的であること

まず注目したい実践は、〈見えてくる〉と語られた、状況や患者の状態の看護師たちへの現われ方である。経験を積んだ看護師たちは、その場で求められていることが〈見えてくる〉という感覚とともに実践を成り立たせていた。それが、「相手のほうから情報がやってくる」、「入ってくる」とも言い換えられていたことから、この〈見えてくる〉という表現は、看護師たちが能動的に何らかの事柄に注意を向けてそれらを視覚に映し出すことを意味しているのではなく、言い換えると、意識的にこの現われの意味を構成しているわけではなく、相手の側、つまり世界のほうから知りたいことが入ってくるという受動性を孕んだ感覚として働き出していることを意味していた。

しかしこの感覚は、経験を積んだ看護師たちに「大丈夫」という意味として現われてもいる。そのことから、単に入ってくるに任せた経験ではなくて、見る側のある種の経験の積み重ねがそのような意味をもった事柄として〈見えてくる〉ようにしているとも言える。実際に、彼らが新人看護師であった頃、このような〈見えてくる〉という経験をしていたわけではなく、むしろ、見えないためにあたふたしていたと語られていた。経験を積んだ看護師と新人看護師とでは、同じ対象物や状況を見ても、その見え方が異なるのだ。

では、この一見受動的でありながらも意味を与える機能をもつ経験は、いかなる特徴を有しているのであろうか。言うまでもなく、それは経験を積んできたからこそ〈見えてくる〉のであるが、既にそのように見えてしまっている彼らには、これを語り出すための幾つかの装置が必要だった。そのひとつが、グループで語ることであり、もうひとつは、病棟を異動するなどしたため、それまでどおりうまく動けなくなるという経験であった。

五感が未分化であること

この〈見えてくる〉ことにおいて象徴的に語られたのは、「大丈夫か大丈夫じゃないか」が「入ってくる」という見え方である。たとえば、手術室から病棟へ患者が戻ってきた際に、看護師たちはその患者を見ると、まず「大丈夫か大丈夫じゃないか」が向こう側からやってくるように感じていた。血圧、脈拍、尿の出具合等々は、この感覚（「大丈夫か大丈夫じゃないか」）を得た後に、あるいはこの感覚に照らして確認していくというのである。また、その「何か」、「大丈夫か大丈夫じゃないか」は「瞬間的にパンと入ってくる」のであり、五感はその後、それを焦点化していくときに使うと語られていた。これらの語りから、相手のほうから入ってくるように〈見えてくる〉看護師たちの感覚は、患者と接することにおいて、つまり患者の状態それ自体に触発されて瞬時に入ってくるのであり、未だ五感において分節化して捉えられていない、感覚の分割に先立ってある感覚するということの〈原初的層〉の経験であると言える[3]。言い換えると、血圧や脈拍、尿の量というように、一つひとつの事柄を対象化して、〝音を聞いて目で見て〟のように感覚を分化して働かせる手前で機能する感覚的経験なのである。実際には、血圧を測るときなども、明確に感覚が分化されているわけではないが。

そのためであろう、入ってくる感覚は「全体で見てる」、「雰囲気を察する」、「空気として感じる」とも語られた。これが、未だ感覚が分節化されていない、むしろ分節化を触発する機能とも言える感覚の萌芽であるからこそ、「全体」「雰囲気」「空気」と表現され、そしてこれは、いずれも患者にじかに接した際に、患者の状態に促されて生み出されていた。

主体と客体の分化の手前で

「入ってくる感覚」としての〈見えてくる〉は、未だ五感に分節化されていない未分化な感覚であったが、この状態は〝感覚〟のみを指しているわけではないことも確認しておきたい。じかに患者と接した際に、看護師たちは患者の状態に否応なく応答しているのであり、それは、見る側とされている看護師の存在や行為も〈見えてくる〉事柄に含みもたれつつ生まれてくる経験と言える。つまり、〈見えてくる〉という感覚は、〝看護師が患者を見る〟という文法では説明できない事柄として生み出されている。主体と客体を分けて主体を主語に置いて表現するのでは、事実を言い当て難いのである。

そうであればこの〈見えてくる〉は、見る側の看護師と見られる側の患者という二項対立図式を超えた、患者の存在がなければ生まれない経験として、さらには、その患者に接することにおいて応答する看護師の行為をも含みもった経験として、いわば主体と客体の未分化な事態のうちで瞬時に生まれ出てくる感覚と言える。便宜的に、看護師の側が見ているという表現を使ってきたが、その経験を語る看護師も、見えてくる経験自体のうちに含み込まれているのだから、見えてくる何かは対象化して捉えられていない。そのため、「大丈夫」「全体」「雰囲気」「空気」という言葉が当てられたのであろうし、この感覚を明確に言語化することは難しいのだ。

それゆえ、看護師たちはグループインタビューにおいて、他の看護師たちと語り合いながら、この受動性を含みもちかつ五感や主客が未分化な意識される手前の「原初的な知覚」[4]の実践をその次元から押し出し、実践の成り立ちに言葉を与えようとしていたと言えるだろう。

濃淡として見える

ここまでは、〈見えてくる〉という経験を、意識する手前の層の、五感が未分化、かつ自他、主客の分化の手前にある、むしろ見る者である看護師自身をも内包した経験であることに焦点を当てて検討してきたが、次いで、〈見えてくる〉世界の側に目を移して検討したい。

既に検討してきたとおり、見る者と見られるもの、つまり看護師が経験する患者や病棟の状態は、看護師の行為と切り離されずに成り立っていた。つまり、〈見えてくる〉経験は、看護師たちが自らと世界とを切り離して、世界を対象化し、それを克明に説明しつくせるようなあり方をしてはいない。見えること自体が、既に見る者の応答において成り立っており、見える世界を反映した見る者がその見えるものをそれとして成り立たせているのだ。しかし、ここでは便宜上、「世界の側」を主題化して議論を進める。

この世界の側の成り立ちの議論を導くのは、グループインタビュー参加者たちが口々に語った「濃淡」をもって〈見えてくる〉と語った経験であろう。そもそも、何かがそれとして意味をもって見えるということは、ある事柄が意味をもって浮かび上がってくる、そのとき同時に、それ以外の事柄が地となって背後に退くことにおいて実現する。むしろ、地となって何ものかが背後に退くことが、別の何かを図として私たちの知覚に浮かび上がることを成り立たせる。この知覚の構造は、見えていることばかりではなく、見えないことが見えることを支えるという、メルロ＝ポンティの知覚論における重要な論点である[5]。この「濃淡」は、「優先順位」とも言い換えられて、「意識していない」ままに、「時間」の経過の中で「自然と自分の中で浮き上がってくる感じ」として経験されていた。

ここで注目したいのは、〈見えてくる〉経験の特徴でも述べたとおり、看護師の側が意識的に「濃淡」をつけているわけではない、ということである。主観の側が能動的に濃淡を構成しているのではなく、自分とは言い切れない何ものか、あるいは何かが、濃く見えることが飛び込んでくるように仕事を仕切ってくれるというのである。他方で、これを指示しているのは、自分以外の他（者）と明言されているわけではなく、また「自分の中で浮かび上がってくる」とも語られていることから、この濃淡は自分でも他の誰かでも、あるいは相手（世界）の側でもない、あるいはいずれでもあるような場において成り立っている[6]。そして、次々と「動き」をもって変化する、その変化自体が時間経験をも生み出していたのである。

この「濃淡」の成り立ちの場が、相手の側でも、自分の側でもいずれでもあるという感覚的経験は、一見奇妙に思われるが、メルロ＝ポンティの言葉を借りると、その生成のからくりが見えてくる。彼によれば、この相手と私の関係にあるのは「私の身体」であり、この「私の身体の私自身に対するある関係」が「私の身体を私と物との絆たらしめている」[7]のである。言い換えると「物というのは、私の身体のさまざまな活動の向かう極、その探索の行きつく終点なのであり、したがって私の身体と同じ志向性の織地のうちに織り込まれているものだからである」[8]。そうであれば、看護師たちが語る「濃淡」の見え方は、作動しつつある志向（受動的志向）、「さまざまな活動の極」である相手の側との関係において成り立つ。その志向性の織地のうちに、相手の側と自分の側のいずれもが織り込まれているがゆえに、両者のいずれが主体であるかを特定することができないような表現で語られたのである。

さらに、「濃淡」として〈見えてくる〉ものは、自分の側が織り込まれた相手（世界）の側の状態であることに加えて、その世界の側と対になった看護師がそのつどすべきことでもあった。この、すべきことのほうが相手の側からやってくる、つまり、濃淡として〈見えてくる〉それが、看護師たちに求めてくる実践（行為）としても現われてくるのである。〈見えてくる〉そのあり方が意識されていないと語られるのは、一見、視覚を意味する〈見えてくる〉こと自体が、その世界の側と取り結ばれて現われる看護師のすべき行為でもあり、その動きの中で次の行為が〈見えてくる〉という、行為の連なりの生成であるためだ。

たとえばCさんも、患者のもとに行くことによって、それまで入ってきていた情報が「まとまって」「空気として感じられる」と語った際に、患者のある状況に遭遇することそれ自体が、「パイプがいっぱいワーッていうふうな網」ができ「ツール」がつながったままに浮かび上がることを促し、そのある状況は「こうすると良いかもしれない、ああすると良いかもしれない」という行為を先取りして「網」、「ツール」との遭遇とともに〈見えてくる〉と語っていた。逆に、新人看護師のように経験に積み重ねのない頃は、「どうすると良かった」という経験があまりなく、すべき実践が見えてこなかった。

このように、看護師たちが語った〈見えてくる〉という経験は、彼らの行為そのものを促し、その行為とともに成り立つ、極めて実践的な営みであると言える。

実践を含む時間性

ここでもう一つ論じておきたいことがある。それは、〈見えてくる〉ことの時間性である。先に引用した、「なになにさんのときはこうしたら良かった、なになにさんのときはこうしたら良かった」というD

さんの語りや、「微妙に違うケースを積み重ねてきてるから、それが経験になって、何が違うかというのが見えてくる」、「新しい患者さんの新しい似たケースが来ると、それが積み重なって、またちょっと方向転換して自分の方向になって」というCさんの語りから、ある患者さんに行なって良かったことや僅かずつ異なった状態の患者とのかかわりは、類似の実践の積み重ねを導きそれを沈殿させ、次なる患者とのかかわりがそれまでの実践との違いを見せ、同時に「方向転換」して新たな「こうしたらいい」という実践を生み出し、「自分の（実践の）方向」を作っていく。こうした経験の沈殿と創発の繰り返しが、〈見えてくる〉ことを支えていたのである。この〈見えてくる〉ことのうちに、沈殿した実践の厚み、言い換えると過去という時間の厚みが内包され、それ自体が自分の見方を形づくり、患者による違いなどを看護師たちに見せることによって、今の患者の状態自体にすべき実践が〈見えてくる〉。

他方で、ここでの時間の厚みは、過去（これまで）の経験の沈殿が現在の実践を方向づけることのみを言い当てているわけではない。「先手先手を考えますね」、「何手も先の映像が出てくる」、「その映像に追いつくように動いていく」などの語りより、患者と接することは、経験を積んだ看護師たちの志向性を未来に向けさせ、その未来の映像に追いつくように動いていく、つまり未来を先取りしつつ実践していくのである。さらに、その追いつくような実践は、未来を組み換え作り出してもいた。いかなる実践（ケア）をするのかにより、その後の患者の状態も変わることを彼らは知っている。それゆえ〈見えてくる〉ことは、未来の患者の状態（映像）であるが、それを作り出すのは看護師たちの働きかけでもあることから、未来は看護師たちの時間の厚みが生んだ実践の反映として生み出されていたとも言えるだろう。

この過去の積み重ね、そして未来への志向の両者が相まって、現在のそのつどの行為が生み出されている。これを象徴する実践は、Eさんによって言及された。彼女はその場に行ったときの「その人の顔とか、何かその雰囲気を察して」、「あ、この人、今日何か話をしたら、何かいろいろと聞けるかもしれない」と思うと語った。それに対してBさんも、「でも話を聞くタイミング、今じゃなきゃダメだって思うときあるよね」とEさんの経験に賛同するかのように語った。ここで語られた「今」は、単に現在という時間のことを述べているだけではない。この「今」に関心が収斂されるのは、その手前で「その場に行ったとき」、「その人の顔とか、何か雰囲気を察して」いるためである。患者のもとへ行くこと、そこでじかに患者と接すること、それが先行しているのである。

加えて、ここで語られた「顔」、「雰囲気」にも注目したい。既に記述したとおり、顔や雰囲気は、患者の側のみに帰属する現われではない。それを感じる看護師が患者のもとへ赴くからこそ、それとして現われるのである。この現われには、既に看護師の存在、そして関与が内包されている。それゆえ、看護師が察しているのは、自身が関与した患者の状態であり、それが時間を「今」に収斂させる。つまり、ここでの「今」は、自身も含んだかかわりでもある患者の状態に促されて収斂し、過去の積み重ねに押し出された未来へ追いつきつつそれを作り出そうとする行為と、それを押しとどめることにおいて成立する行為が圧縮された、実践的な時間経験であると言える。

他方で、現在は、つねに未来や過去と接続しているわけではない。鷲田は、フッサールの時間論を手がかりにして、次のように述べている。

現在が予期というかたちであらかじめ未来を呑み込んでいるというよりも、むしろ逆に、予期というかたちで描かれる未来はじつはそれをしばしば裏切るかたちで、不意に訪れるのではないかということである。そうだとすると、未来という非現在は、現在との連続からではなく、現在との断絶からも主題化されねばならないことになる。未来は現在という時点においてその到来が予期されるものではなく、あらかじめ描きようのないもの、不意を襲うかたちでわたしたちをとらえるもの、その意味でいかなる現在をも逃れ去るものとしてあるということになる。[9]

第2部で紹介した「引っかかりを残す」経験の中では、予期せぬ出来事がたくさん語られていた。たとえばBさんが語った、患者のケアを「一生懸命」続けている最中に突然その患者が亡くなり、不在が看護師たちに突き付けられると、彼らは「ぽかんと空いちゃう」などの経験に襲われる。患者の状態を先取りしつつなんとか患者の命を救おうとしている最中の突然の患者の不在は、追いつこうとしていた未来との断絶を引き起こし、不在の現在（「今」）のみを浮かび上がらせる。さらにその「今」は、過去からも切断されていた。Cさんが語ったように、それまで行なっていた看護の意味を見失ってしまうという経験として。鷲田はこうした「いま（今）」を「もはや構成不可能な根源的事実としか規定しようがない」と言う。[10]

他方で、看護師たちの語りには、その「今」を触媒とした別様の経験の生成を見て取ることができた。つまり、未来や過去と断絶した「今」は、たとえばCさんにおいて意味が見失なわれていた過去の出来事を「ずっと残る」ようにさせ、残ることにおいて、その出来事と自らの実践の意味を捉え直すことを可能にさせた。Cさんは、勤務のたびに一時間近く話を聞いたり背中を擦ったりして、患者の苦しみを聴き取ってきた自身の看護の意味を幾度も問い直し、またそれへの他の看護師たちの発言を手がかりとして、自分の看護も何らかの役に立っていたと思うようになった。さらに、「私（Cさん）が何とかしてあげよう」と思ってばかりいたが、患者との関係のあり方を捉え直し、「私もいろんなものをもらっていた」ということに気がついた。そうであれば構成不可能な根源的事実としてある「今」という時間は、看護師たちを苦しめもしたが、過去や未来との不連続が触媒となって、再び過去の出来事や実践を捉え直す、言い換えると結び直す営みを始動させる。「今」は、そうした装置としても働き得るのである。

さらにCさんは、自身の実践を捉え直すことにおいて、もうひとつの態度を示してもいた。それは、すぐに答えを出さずに「右往左往」して考え続けることである。Cさんの実践は、「今」に触発されて考えることを始めたが、その意味づけを完結させることは難しい。これまで見てきたように、立場によって行為や出来事の意味は異なり、また変化していく可能性がある。それだからこそCさんは、拙速に答えを出さずに考え続けることを選択したと言えるだろう。「今」に促された看護の意味を問うことは、いつまでも継続される。その考え続ける現在は、過去の出来事と僅かずつ結び合わされ、未来にそれを続けることの決意をも生起させる。答えを急がされる臨床の現場において[11]、答えを出すことを急がないという決意が、新たな実践を生み出していく可能性を孕む。この時間の重層性と時間の断絶との絡み合いが、そのつどの実践へと看護師たちを導いているとも言えるだろう。

2 協働を支える素地が生まれる

世界との間身体性

看護実践の地平として論じてきた、「大丈夫」、「雰囲気」、「空気」、「全体」などの〈見えてくる〉ありは、いつも受動的、かつ前意識的な状態に押し静まっているわけではなかった。Aさん、Dさん、Eさんの経験に見て取れるとおり、病棟を異動したり、長期の研修に出て戻るなどの経験、言い換えると、その場に馴染んでいない状態がこれを浮かび上がらせる。あるいは、これが機能せずに「うまくできない」経験をした際、逆説的にこの働きが浮かび上がるのだ。

Aさんの経験を振り返ってみよう。長く働いた病棟を異動したAさんは、新たな病棟で「すごい簡単なこと」がわからないことに戸惑ったと語った。わからないままに無理をして実践をする中で、異動前の病棟では患者さんを前にして、これから行なおうとするケアが「できるかどうか」を判断していたことに気がついた。あるいは、ある事柄を患者に任せられるか否かを無自覚なままに判断していた。「できる」は、「今」という時間性にかかわる検討でも述べたとおり、単に、今の目の前の状態を判断して実現するのではなく、過去の積み重ねに支えられた未来の先取り、それを作り出す自身の患者へのかかわり（行為）が含み込まれて成り立つのであり、Aさんにはこれらが働き出していなかったのである。

さらに、病棟の専門性は、その病棟が専門に治療・ケアをする「科」の違い、つまりその病棟とは「違う」科の人を浮かび上がらせ（差異）、その病棟の人を見分け、考えをめぐらす「手札」として機能していた。これがないと患者を前にしても「漠然とそこにいる人」になってしまう。これは、「その病棟の固有の見方」、「暗黙の了解」、「細々した決め事」、「些細な習慣」と表現されたことにも通じている。たとえば、Bさんも語っていたとおり、患者をある病室に配置することにも、ある種の判断が働き出していた。重症者はナースステーションの近くに配置するなどの見えやすい判断もあるが、なぜこの患者がこの病室なのかの理由がわかり難いこともある。とりわけ病棟を異動してきたばかりの看護師には、その判断が見えてこない。なぜなら、看護師たちはその時々に相談して、注意の焦点や今後の患者への応じ方などを作り出しており、ここで相談しつつ作り出された判断はその次の判断の素地となり、判断の流れを作りつつそれが沈殿し次の判断の下地となって新たな判断を作り出しているためだ。病棟でともに働く複数の看護師によって編み出されるこの判断の流れは、ともに経験しなければ了解することが難しい。それゆえ、前章ではこれを「協働する判断の流れ」と呼んだ。判断の流れに参加していない者は、それゆえに「病棟固有の見方」、「暗黙の了解」等々と語られた判断の存在に気づくのであり、それがわからないことによる困難を経験しているのである。逆に言えば、その病棟で判断の流れをともに作ってきた者たちにとっては、あまりにも当たり前で自覚されていないことであるのだろう。

協働されているのは、判断のみではない。協働というとおり、他の看護師とともに形づくる実践がいかになされていたのかは、それができなくなったときに浮かび上がってきた。Aさんは、病棟を移動して、たとえば病棟の習慣や医師の判断がわからないという「困った」事態に遭遇し、馴染んでいた前の病棟では「お互いにやることがわかっていた」ことに気がついた。言い換えると、馴染んでいた病棟では、他の看護師たちや医師が何をしようとしているのかが、互いに見えていたのである。しかし、異動したばかりの病棟では、それがわからないために動けない。わかるようになったのはリーダーを始めてからであった。リーダーには、病棟の状況の全体像を把握できることが期待されている。担当している一人の患者のことだけではなく、自分が責任をもつチーム、別のチームの情報までもが把握できることが期待される。つまり、患者のみならず、他の看護師の動きまでもが見えてくることが期待されるのがチームリーダーであり、それを担当できるようになる頃、他者の動きが見えてきて、協働実践ができる状態になるのである。

Aさんの語りから、この把握は、申し送りなどに支えられていたことがわかる。現在、申し送りは多くの病院で廃止されている。しかしAさんの病棟では、申し送りとは少し違ったショートカンファレンスという相談や検討の機会があった。Aさんがこだわるのは、このカンファレンスで次の勤務者に看護の目標、つまり志向性を引き継ぐことであった。その引き継ぎを成り立たせるのはほかでもない、患者の状態に促されて患者にじかに触れることであり、その促しとしての潜在的な志向性自体が、ともに患者に関心をもつ看護師へと、カンファレンスや相談、ともにケアをすることをとおして分かちもたれる。そうであれば、ともに働く看護師たちは、患者への志向性を引き継ぎつつこれを作り出しており、この状態において看護師の患者へ向かう態度と患者の理解が成り立っているのである。それは、患者に促されていることにともに関心を向けつつ引き継ぐという、協働するケアが生まれるプリミティブな次元の営みである。言い換えると、一人ひとりの看護師のケアは、患者の状態を反映しつつ、他の看護師たちの患者へ向かう志向性をも反映しており、一人の看護師に閉じられない間身体性[12]として成り立っている。

この成り立ち、特に他の看護師たちと態度や見方を分かちもっていること、それを潜在的に感じ取っていること、さらには、それが実践の支えとなっていることは、Dさんの、しばらく病院を離れ、再度、同じ病院に戻ってきた際の経験からも見て取れる。

病棟に戻ったばかりのDさんは、患者の情報がバラバラに入ってきて統合できないと感じていた。しかし、数ヵ月を経てリーダーを始めた頃、「あっいけると思った瞬間」、「リーダーって面白いと思うあの瞬間」を経験した。これを、「何か質的に変化した」状態とも言い、部屋に入った瞬間に全体が見渡せたことを「自分が昔っぽい」と語った。そして、いよいよ「完全に戻れた」、「最後にいけた」という状態に到達する。このDさんの経験を支えたのは、他の看護師の見方と同じであるという事実であった。Dさんは、ある患者と目が合った瞬間にその人のことを「怪しい」(不穏の可能性)と感じるが、それを他の看護師にも了解してもらえたことを語り、昔の感覚に「完全に戻れた」と意味づける。これは、その病棟の看護師であれば当たり前の感覚だとDさんは言うが、病棟に馴染んでいない看護師にとっては難しい。だからDさんは、これがわかるようになったときに、完全に戻れた、つまり病棟の看護師たちと同じように判断することができるようになったと思ったのである。この「病棟のみな」と同じ感覚は、これまで記述してきた協働実践を可能にする素地として機能していた。

協働の成り立ち ── 時間・判断・行為の連動

ここまで述べてきた実践の成り立ちは、「困ったけど困ってしまわない」に象徴される協働を成り立たせる。予期せぬことや想定していないことが起こると、われわれは困ってしまう。それは、経験を積んだ看護師たちにおいても同様である。しかし、彼らは、「回せてない自分はコントロールできる」ために、困ってしまわないと語った。意識が朦朧としている患者が突然起き上がろうとする、それをとっさに、その場にいる夜勤看護師全員で「わっと押さえた」。このとき看護師たちは、患者の状態に直接応答している。彼らの思考や判断が挟まれる前に既に応答してしまっているのである。

しかしその「わって押さえた」は、単に患者の状態のみに応じた行為ではない。たとえば、新人看護師の頃のCさんが経験したように、急変そのものへの判断を挟まない応答はあたふたして自分をコントロールできない状態を作り出した。新人看護師のその応じるという行為には、先に述べた時間の厚みや協働が働き出してはいないためだ。他方で、経験を積んだ看護師の応答には、ある種の判断が含みもたれていたが、それが、自分をコントロールできる感覚を生み出していたのである。

ここでその判断としてみなが語ったのは、「絶対転ばせない」という目標であった。これは、優先順位とも表現された。この、判断を含んだ直接的行為（応答）は、「何とかなる」という患者の未来の状態の先取りとともに成り立ち、同時に、「絶対に転ばせない」「押さえる」という意図を孕んだ実践が患者の未来の状態を作り出しもする。こうした未来を志向する構造が看護師たちの実践を形づくっていた。その未来を先取りしつつ判断することが、すべき行為を炙り出し、今ここでの応答はこれまでの経験に支えられるというように、時間と判断、行為とが連動して働き出しているのである。ともに応じている他の看護師たちが、相談なしにこの協働をやってのけることが実現するのは、そこに参加した看護師たちがこの場の事態にともに応じること、それ自体が互いの実践（応答）を反映しており、そのうちに前述の時間や直接的応答を伴った判断を内包させているためである。このように実現するのが臨床看護実践であることを、看護師たちの語りは物語っていた。

この時間と判断、行為との連動は、新人看護師の頃から幾度も、その場その場での応答を「あのときはああいうふうにして、こういうふうにして」と振り返っては、すべきことと求められることを確認し、次の実践に活かすことにおいて確かめてきた。もちろん、他の看護師との関係もここに組み込まれている。この繰り返しが実践に時間の厚みをもたせ、直接的な応答に未来の先取を孕ませ、「今」その場その場で求められることが「出てくる」ことを可能にしていた。

3　引っかかりに教えられる

ここまでは、グループインタビューに参加した看護師たちが、日々、患者や状況をどのように見たり応じたりしているのかを考察してきた。いつもしていることは、言語化が難しい。だから彼らは、他者の言葉に手がかりを得たり、馴染んだ病棟から異動をしてうまく実践できなくなったときの経験に導かれたり、困ったけどうまくできた経験をもとに、はっきり自覚していない次元から実践がいかに生み出されてきたのかを語ってくれた。それらの語りでは、一人の患者さんとのかかわりというよりも、自分たちのそのつどの見方や動きのほうに焦点が当てられていた。患者への対応において困った経験であっても、その人とのかかわりというよりも、突然動くという事態に応じることに焦点が当てられていた。

他方で本書では、ある一人の患者との「引っかかり」を残している経験についても注目し、その意味を記述してきた。その経験が、「自分の看護のもと」であるとも語られたことから、これは先に述べた経験の蓄積の中の際立った例であり、看護師たちにとっては、自らの固有の看護経験として位置づけられていた。

ここでは、その「もとが」いかに「引っかかり」として残されたのか、それがいかに、一人ひとりの看護師の実践のもととなったのかを再検討する。次いで、グループインタビューという語らいの場で、いかに実践が生み出されたのかを、全体を振り返りつつ検討したい。先取りになるが、ここではメルロ=ポンティが記述に用いた「側面的普遍」という言葉と本書の記述との関係について考える。それは同時に、グループインタビューという方法における研究成果のもつ意義について検討することにもなるだろう。

「引っかかり」を残す経験

「引っかかり」の経験について口火を切ったのは、Cさんだった。それは、「自分らしい看護について話して欲しい」と問うたその応答として、「心の奥をキュキュキュッと引っかかれるような」経験として語り出された。この、「引っかかり」を残す経験は、自分らしさが現われた経験としても語られていたことを、まずは確認しておこう。

Cさんは、急性骨髄性白血病を患った一人の患者との長く、丁寧なかかわりをしたことを語っていくが、その実践では骨髄移植後のGVHDの症状への働きかけが、働きかけようとしている相手の側に促されたものとして成り立っていた。が、同時に、患者の側の頑張りという振る舞いも、Cさんたち看護師の応援とともに成り立っていた。この互いの振る舞いが互いの状態や働きかけによって成り立っているという構造に、メルロ=ポンティであれば、間身体性あるいは共存という言葉を当てるであろう。[13] 間身体性は、私たちにはっきり自覚されているわけではない。Cさんに、患者のもとに入り込みすぎないよう「一歩ちょっと置いてみる」、「完全に入りきらない」ことを意識させたのは、その手前で、Cさんの身体が患者の状態に強く引き寄せられて、つねに既に応じてしまっていることを物語っていた。

Cさんが患者に強く引き寄せられたのは、その患者が移植後のGVHDの症状によって長く苦しんでいたためであった。この苦しみ自体がCさんを患者のもとに引き寄せた。が、それだけではなく、助かるために選んだ骨髄移植を「何でやってしまったの」と患者が訴えてきたためでもあった。患者のこの言葉はCさんに、助かる希望への期待の諦めと映ったようである。だから余計にその人に引き寄せられた。

加えて、この患者の苦しみに対して「何もできない」こと。このことも看護師たちを強く患者のもとに引き寄せ、そこに留まらせた。患者の状態（苦しみ）へ応答するCさんの身体、その応答において患者の苦しみを取り除けないことが、さらに強くCさんを患者のもとに留まり続けることを促した。患者へのケアは、こうした間身体性のうちで、たとえば患者の傍らに引き留められ、その応答のもとでその人の背をさするなどとして生み出されるのである。

患者の存在が眼前にあったときには、前述の構造においてケアが成り立っており、Cさんも「自分なりに全力で、精一杯かかわっていた」と思っていた。しかし、既に記述してきたとおり、患者は自らの意思で亡くなった。突然、共存していた一方の存在を亡くしたCさんは、「すごく心残りでたまらない」と言って自分の看護を振り返った。ここでCさんの「引っかかり」、つまりこの語りの中心的なテーマが生まれたことが見て取れる。しかし、Cさんの「引っかかり」を残す経験は、患者が自らの死を選んだことのみに収斂されてはいなかった。これまでの患者へのかかわり、つまり強く引き寄せられ、患者のもとでその人に接し続けた経験、これがあって初めて、患者の死に心残りという意味が与えられ、自身のかかわりが問い直されたのである。自分なりには「全力で」、「精一杯」かかわったが、患者は自ら死を選んだ、だからこそ「何かもっとできたことあるのかな」と自問したのである。

自分らしい看護へ

この患者との経験は、「自分らしい看護」について問うた際に語り出された。それゆえここでは、Cさんの自分らしい看護、つまり患者の状態に促されて、患者の傍らに留まり続けてなされるケアが語られた。同時にここでCさんは、自分らしい看護を問うこと、そしてそこに自分らしい看護を見出しつつ作り出すことを、語りをとおして行なっていたとも言えるだろう。

こうした自分の看護の捉え直しは、患者さんを亡くしたことを機に始まったようにも見えるが、そうとも言えない。実際に、患者さんにじかにかかわっていたときにも、Cさんはそのつどの自らの行為の意味を問い直していたと思われる。患者さんを亡くし、それが浮かび上がってきたと言ったほうが事態を適切に言い当てているのではないだろうか。Cさんのそのつどの行為を成り立たせた患者さんの状態に触れること、自分のかかわりのある種の現われでもあった患者さんの状態に接することは、自らのかかわり（行為）に再帰的に問いかけることでもある。[14] つまり、Cさんの行為は、患者さんに現われる自分の状態に触れていくことでもあり、そうであれば患者へ向かおうとする行為自体のうちで、自らの実践を捉え直す機能が働き出しているのである。これははっきり自覚して行なわれていたわけではなく、共存していた一方を亡くすことによって、浮かび上がってきた経験である。

この「引っかかり」に促された問い直しは、いかなる実践とつながっていたのだろうか。Cさんの語りからは、患者さんが亡くなって数年を経たインタビュー時においても、Cさんを「心残り」な経験であるその過去に強く縛りつけ、未だ他の経験に拓かれていない出来事であるように思われた。しかし、「引っかかり」を残す経験は、繰り返されるグループインタビューをとおして今かかわっている患者さんとの経験へと接続され、それを問い直すことへと広がっていった。先にも述べたが、看護師たちは、患者の状態に促されてケアを成り立たせているのだが、そのケアの相手も看護師のかかわりへの応答をしている。いつもCさんをして、患者とかかわる自らの実践を捉え直させる「引っかかり」は、他の患者との関係においても働き出して次のような看護をCさんに実現させる。それは、「つねに」目の前にいるこの患者さんの話を聴くことができているのか、「この患者さんと一緒に今この場に居れているのか」という自問であり、自らのあり方を問いながらの実践である。

さらに、グループインタビューで語ることをとおして生み出されたのは、亡くなった患者さんから教えられたことである。Cさんは、語っていくうちに、患者さんに対して「私が何とかしてあげよう」と思っていたことに気がついた。たとえば、亡くなってしまったのは、患者さんが生きている意味を見出せなかったからであると考え、そうできるようにしてあげられなかったと悔やんでいた。しかし、語りをとおして気づいたのは、「私にそういうこと（自分らしく生きるために生きないことを選んだ）を考えさせてくれるきっかけを与えてくれた」、「私もいろんなものをもらってた」ことであった。この出来事はCさんにおいて、語りをとおして与えられた、教えてもらった経験として更新されたのである。だからCさんは、「すぐ答えを出しちゃいけない」と言って、「引っかかり」を残し続けることを選び取ったのだ。

4　語り継ぎが生み出すもの

前述したCさんの経験は、他の看護師たちの経験を触発し、みながこの経験に問われるように、自らの経験を語り出した。この語り継ぎも、はっきり自覚されていなかった看護師たちの実践を浮かび上がらせていた。

最初に応じたのはDさんだった。Dさんの語りがCさんの語りを引き継いだものであることは、Dさんが「今の自分が大事にしていること」、「ベースを作るきっかけとなっている」と言って、自分の経験を語り始めたことから見て取れる。「ひとつの転機」とも語られた。Dさんも転機となるきっかけを語る前に、その患者とのかかわりの経験、とりわけきっかけにもつながるその患者に固有の応答を語ってくれた。この点も、Cさんの語りと同様のスタイルであり、自分の看護のベースを、一連の経験をとおして示そうとしていた。むしろ、転機とも言える経験は、文脈の中で意味を生み出し、Cさんの場合もそうであったように、その後の看護にも連なっていくのである。経験の文脈を切断したり一つの言葉のみを取り出して語ったとしても、「引っかかり」を残していることを言い表わせず、自分の看護のもとを確かめることが難しいのであろう。

看護のベースを作るきっかけ

Dさんが注目したのは、苦しくても「いつも」「穏やか」であった患者さんのその人らしさであった。

にもかかわらず、最期が穏やかでなかったことがDさんには悔やまれた。しかし、この患者さんとのかかわりがDさんをして「転機」、自分の看護の「ベースを作るきっかけ」と語らせたのは、患者さんが亡くなった後の出来事に端を発する。看護師さんに読んでもらいたいと言って夫が持ってきた患者さんの日記が、Dさんのそれまでの看護を大きく揺さぶったのだ。そこに記されていたのは、患者さんのその人らしさを最もよく表わすこと、つまりその人が「クリスチャン」であった、ということだ。Dさんは患者さんのその人らしさを重視しながらも、それすら知らなかった。その事実が、「何もこの人のことをわかってなかった」、「その人の生き様」、「今まで歩いてきた道」を知ろうとさえしていなかった、とDさんに思わせた。この、自身の看護を問い直すことは、自分の「気持ち」、「心構え」が非常に変わった経験としてDさんには意味づけられた。ここでDさんは、患者を理解するために、これまで注目してこなかったその人の生き様や生きてきた道、たとえば宗教に関する情報を得る必要があると言っているのではない。そうではなくて、患者さんのことを何もわかっていないという経験をとおして、自身の患者さんへ向かう態度、言い換えるとその人を理解しようとする姿勢が一変したというのである。態度が変わったDさんは、同じある状態を見たとしても、既に違った意味としてそれを受けとめているに違いない。そもそも患者さんへ向かう態度は、看護師であるDさんがその人から切り離されてもっているものではなく、患者さんの状態そのものとしてあるのだから、態度の変更は、間身体性の在り方そのものの変化であると言えるだろう。つまり、Dさんの患者とのかかわり方そのものが変わったのであり、それだからこそDさんは、この態度変更を間身体性の相手方である「患者さんに教えてもらった」と意味づけるのだ。

Dさんに続いて語ったのはBさんとFさんだった。ここではBさんに焦点を当てて議論を進める。先取りになるが、Bさんが着地したのも、Dさんと同じく「患者さんあっての看護師」、「(患者さんに) 提供しているだけじゃない、向こうからもらってる」という経験であった。この同じ意味をもった経験が、Bさんにこの出来事を想起させたのだと思われる。

Bさんが語ってくれたのは、「私が (に) 残ってる」、「とても衝撃的だった」経験である。残っているという点も、前に語ったCさんやDさんの語りを継承したものであると言える。それは、「死なせるわけにはいかない」と思わされるほど重篤な状態にある患者さんとのかかわりであった。そもそもこの患者が重篤になったのは、治療のために用いた薬の副作用によるものだった。化学療法をしなければ、これほどの苦しみを受けなかったという後悔と、だからこそ「何としてもこの人を一回家に帰さないと」いけないという自らに課した義務感が、より強くBさんを患者さんに引き寄せた。そしてそれを、薬剤師などの他職種とともに「みなで」行なったというのが、Bさんたちの実践の形である。

しかし、最初にこれを語った2回目のインタビューでは、心残りは語られていなかった。Bさんは、この最初の語りを土台にして心残りに気づいていった。その始まりは、個別のインタビューで語られたこの実践の意味、つまり「自分たち」がいいと思うことを患者に「ごり押し」していたかもしれない、という気づきである。さらにこれを強化したのは、「途中でハッと」患者さんの妻〈お母さん〉を「その場に加えていないことに気がついた」という経験である。Bさんにおいては「患者へのかかわりがすっこ抜けていた」、「自分たちメインでやっちゃった」そのことが、「心残り」を生み出していた。

このように「心残り」と語られる経験は、より強く相手に引き寄せられることに促された実践が、それが強いからこそ、あるいはその反動として、相手のほうへ向かう志向性が強化され、それが「ごり押し」となって経験された。また、その志向性が強いからこそ、直接的な関心事以外のことが自覚されていなかったのである。つまり、患者さんの妻の存在が見えてはいたけれども、見えるそれを含んだ実践にはなっていなかった。ケアは、はっきり自覚できない次元の経験から生まれ出ているとこれまで述べてきたが、このケアの論理では、Bさんのこの経験に追いつかない。確かに、Bさんが紹介してくれた実践は、一人の患者さんの状態に促されて始まっていた。しかし、Bさんが関心を引き寄せられる事象は、患者さんの状態だけではなくてその傍らで患者を見守る家族（妻）をも含んでいた。前者は、治療によって苦しむという、相手の苦しみに自分たち医療者の関与が深くかかわっていたことを含んでいた。その関与が、それをしなければ、という気持ちをより強くBさんたちにもたせた。この実践が、Bさんのみではなく、他の看護師や医療者とともに行なわれていたことも、志向性の強さを増幅させていたと思われる。後者は、傍らにいた患者さんを思う家族の存在である。前者が強かっただけに、後者が見落とされていたのだが、そのことにBさんたちは途中で気がついた。「患者さんだけでなく全部含めて患者さん」、つまり、家族も含めて患者さんをケアすることで看護になること、この「わかりきっていた」ことができていなかったことに気づいたのだ。これがBさんに「本当に基本的なことができていなかったことを体感」させ、「心残り」の土台を形づくっていたと言っていいだろう。

患者さんあっての看護

グループインタビューで語られた患者である右田さんは、ケアを「一生懸命やっている途中」に、Bさんたちの目の前から突然、居なくなった。この不在も、Bさんをより強くこの人に引き寄せた。だからこそ「ずっとそれは残る」のだ。「もう少しできたら」と語られているとおり、Bさんたちにとっては、まだまだケアが続いていたのである。時間性における議論でも触れたが、この状態における患者さんの不在は、現在が突然、それまでの時間経験から断絶された感覚を覚えさせる。同時に、右田さんの状態に促されたBさんたちの間身体性も、突然の患者さんの不在によって不完全になった。「ぽかんと空いちゃう」、「気が抜けちゃう」という言葉が、いかに右田さんとBさんたちとが強く結ばれていたのかを物語っている。

この「提供しようと思っているのに亡くなってしまった」という状態はBさんに、自身がいかに患者さんの応答を期待していたのかにも気づかせた。そして、右田さんを亡くすことによって生じたこの自身への問いかけをとおして、「患者さんあっての看護師」、「患者さんがいて自分がいる」、「（患者さんに）提供してるだけじゃない、向こうからもらっている」ことに気づいたのである。

この気づきのプロセスをとおしてBさんには、右田さんとのかかわりが、「残る」のである。が、Bさんは、右田さんという個別の患者さんのことを語っていたにもかかわらず、「患者さん」とも言い換え、自分を看護師として成り立たせてくれていた存在を一般化しても語った。そのことは、一方でBさんが右田さんに強く繋ぎとめられつつ、他方で、その過去にのみ身を浸しているのではなく、現在かかわってい る、さらにはこれからかかわり得る「患者さん」が、自分を看護師という存在として成り立たせている／

成り立たせ得ることを物語っていると思われる。ずっと残るのは、右田さんとのかかわりであったとしても、同時に、今の、そしてこれから出会う患者さんのもとで、右田さんとのかかわりで経験したことが生き続けていくことを見通している。

この「残る」ことの構造は、Cさんにおいても経験されていた。また、「患者さんのほうから与えられていること」への気づきは、Cさん、Dさんにおいても経験されていた。患者さんとの経験の語りにおいて引き継がれていることは、この「残る」こと、そしてそれは各自の看護実践の中で生きていることと言えるだろう。

患者さんが中心にいて

次に語ったEさんは、患者さんに教えられて「改めて感じた」ことを、Bさんから引き継いだ。具体的には、Bさんが「患者さんだけじゃなくて、全部含めて患者さん」と語っていたこと、つまり家族も含めて患者さんであることを強調した語りに触発されて、「結局患者さんとのかかわりも大切なんだな」「何かの折には患者さんが中心にいて」ということに思い至った。家族との関係ができても患者とかかわれなかった、その自分の経験に、患者と家族とを現状を見極めつつ全体として見ることの重要性を教えられたのだ。

Eさんは、研修やグループインタビュー時に、「何ができて」いたのかがわからない、「何が希望だったんだろうって思ったら知らない、わかんない」と言って受け持った患者さんのことを振り返り、それをレポートしたり語ったりした。実際にケアを行なっていた際にも、家族にかかわるように患者さんとうまくかかわれていないことに気づいていたが、振り返ってみて、患者さんについて知らないことばかりであったことに愕然としたようだ。語りながら、涙を流したり言葉が出てこないこともあった。Eさんには、それほど強烈に、この患者さんに何もできなかったことが残ってしまっていた。

では、Eさんにとって他の看護師たちと患者さんとの経験を語り合うことは、たとえばDさんの「本当の意味でケアが成立していない」という経験は、どのような意味として響いたのであろうか。直接Dさんの言葉に触れてはいないが、「ケアの成立」へのこだわりは、Eさんに引き継がれていたに違いない。だからこそ、「患者さんと対等に話ができて」、「ようやく看護になる」、そしてそれを「学んだような体験」であったと、この患者さんとの経験を意味づけたのだと思われる。

加えて、Eさんは「さっきみたいに、一時間でも、傍にいる時間をできたら良かった」とも語っていた。この「さっき」とはCさんの実践を意味する。患者さんとかかわれていなかったことを「わかっていた」Eさんだったが、Cさんの実践の語りに触れて、何ができていなかったのかを、あるいは何ができるとより良かったのかを考え始めたのであろう。他者の実践の語りに触れることは、自分の実践と比較し、ここでは自らの実践の不足が改めて自覚されるのと同時に、その不足を埋め合わせる実践例を参照する機会にもなっていた。その参照は、Eさんの実践の可能性に厚みをもたせるだけではなく、自身の看護実践の意味を幾度も問い直していたCさんの、受け持ち患者さんへの実践を、肯定する発言にもなっていたと思われる。さらに、できなかったことを前提にした「できたら良かった」という表現は、直前にBさんが「提供しようとしていたら」亡くなってしまったと語った後悔への理解を示す語りにもなっていた。

このように、他の看護師の実践例とその意味を自らの実践に惹きつけつつ引き継ぐ語りは、同時に他の看護師たちの実践の理解やそれを支えること、場合によっては理解の困難や自身の問いを意味している可能性がある。ある語りの次にそれを引き継ぐ者の語りは、前の語りの意味への応答をしているとも言っていいだろう。

どういう患者だったのか

この「残る」こと、そして「自分の看護」において大事にしていることは、Aさんにも「ポツンと残る一件」として、「自分の中ですごく変わるきっかけ」、「今の自分のもとになっているもの」として語り継がれていた。加えて、Aさんの語りの中心的なテーマのひとつに「患者さんを大事にすること」というフレーズがあったが、これはグループインタビューに参加した看護師たちの語り、とりわけEさんの看護に関する態度を引き継いだ語りと言っていいだろう。

語り始めたAさんは、幾度も「自分の中にず〜っと残る」という表現を繰り返し、一人の男児の母親との経験を紹介した。この経験は、男児の母親からの「うちの子は普通です」という電話の言葉に始まっていた。緊急入院してきた男児が落ち着かず、お漏らしをしたこと、加えてそれを前の勤務帯の看護師から申し送られたことを受けて、Cさんは母親にオムツを買ってくることを依頼した。そのことが、母親を傷つけ、病棟に泣きながら電話をさせた。

この出来事はAさんに、自身の実践を振り返ることを促していた。そしてその意味は、次のように表現されていた。「ただ単に、オムツのほうが良さそうだっていうのだけてポンッて返した」、「言われたらそれを片付けるみたいな感覚」。さらにAさんは、この「ポンッて返した」という行為と「片付けるみたいな感覚」を孕む自身の実践には、その子どもが「どういう子だったのか」という視点が含まれておらず、それは「子どもを大切にしていなかった」ことを意味していたと振り返っていた。それゆえ、母親を傷つけ自分も傷ついた経験は、そのことだけに留まらずに、「患者さんを大事にしなければいけなかった」後悔としても「自分の中にず〜っと残」ることになった。

今の自分があるきっかけ

ところがこの「残る」は、過去の後悔に繋ぎとめられていることを意味しているわけではない。Cさんをはじめ、グループインタビューに参加した看護師たちの「残っている」経験は、一方で、傷ついたり後悔したりするその気持ちをいつまでももち続けさせていたが、他方で同じその経験が、今の実践に錨を下ろし、彼らが今かかわっている患者のケアにおいて生きてもいたのである。たとえばAさんは、小児病棟から高齢者が多く入院する成人病棟に異動してからも、「今でも患者さんをとにかく大事にする」「その人が生まれてからこれまでの歴史を見ようとする」と語っていた。それゆえこの経験は、後悔（傷）と今の実践への埋め込みという二重の意味でAさんに残るのであり、「今の自分があるきっかけ」としても位置づけられていたと言える。

加えてAさんは、他の参加者の話を聞いている際に、突然「そういえば思い出した」と言って、別の子どもの母親に先述の残っている経験を話したことを語り始めている。その母親から「家族サイドとしてやっぱり必要な情報を学校なり病院なり（略）言うのは親の義務」という言葉をもらったAさんは、傷ついた経験が「消化した」とも言っていた。先の分析の前者の意味 ―― 後悔や傷 ―― をAさんがもち続けていたことは、この言葉からも見て取れる。Aさんにとって、オムツの一件として語られるお母さんとの経験は、自身の実践を問い続けてもなお、消化しきれない経験としてあった。自らの実践を振り返った際に、「言われたから片付ける」のではなく、別の対応の仕方、たとえば、一歩留まって「幼稚園ではどうなのか」とお母さんに問うてみたり、師長さんに対応してもらうなどの方法もあったと考えた。このように見てみると、それまでのAさんは、自分の側の対応の課題ばかりを問うていたことがわかる。しかしこの母親は、親の義務を語り、さらに「(大杉くんの)お母さん自身もそこで気がついたと思うよ」と言って、Aさんに母親の視点に立つことを促したのである。自分の側の傷とお母さんを傷つけたことばかりを自分の立場から問い続けてきたAさんにとって、この母親の言葉は、世界の見方、世界を見る視点を大きく変える経験となっていた。それゆえ、Aさんにはその出来事の意味が別様に見て取れ、その見えが、さらにAさんの気持ちを軽くした。まさにAさんは、引っかかりを「消化」したのだ。

だからこそAさんは、その後に患者とかかわることの意味を、改めて表現した。「誰かと話すのもそうだし、どこかで患者さんに救われたりとか、患者さんで学んで患者さんで悩んで、そこでまた救われるみたいな」。つまり、患者とかかわることにおいて生み出された経験は、患者とのかかわりをとおして、別様の意味を創造し得る。それにより悩むけれども救われるのだ。この対立する事柄の「繰り返し」が、Aさんの実践には組み込まれていた。

Bさんもそうであったように、Aさんも自分のかかわった患者や家族のことのみを、「患者」という言葉で表現していたわけではない。グループインタビューでAさんは、子どもの「母親」という具体的な誰かのことを語っていた。しかし、この最後の語りに登場する「患者」は、誰かではなく「患者」一般として表現されていた。この語り方より、ここでAさんは、大杉くんの母親、話を聞いてくれた母親に限らず、これまでかかわってきた多くの患者、これからかかわり得る患者、Bさん、Cさんなどが語ってくれていた患者等々、語りにかかわる様々な患者（や家族）が想定されて表現されていたと言えるだろう。それはAさんが、母親に悩まされて、また母親に癒やされた経験をとおして、それと同じ水準の経験が想起されたり、気づかされたりしたからかもしれない。あらゆる患者との関係が、そのように成り立っていることを、語りにおいて再発見したためであろう。

グループインタビューでは、自分らしい看護としてCさんが語った経験を足場に、みなが自身の「残っている」経験を語り継いでいた。また、残っているからこそ、その経験が今の実践に生きており、加えて、それだからこそ「今の実践のもと」、参加者一人ひとりの看護らしさとして表現されたのである。そしてこの実践のもとは、患者さんとのかかわりによって教えられたことである。だから、「患者さんあっての看護師」という言葉も生み出されてきたのである。

5　語りに内包される開かれた普遍性

ここまでは、Aさんが着地した「誰かと話すのもそうだし、どこかで患者さんに救われたりとか、患者さんで学んで患者さんで悩んで、そこでまた救われるみたいな」という看護のあり方を生み出した経験を検討してきた。最後に、「誰かと話す」という視点、つまり本書で紹介したグループインタビュー自体が、いかなる営みになっていたのかを考察したい。言い換えると、看護実践を「複数人で語り合う」ことが、何をすることになっていたのかを問い直す。まずは、幾つかの例を振り返ってみよう。

他者の視点との対比から生まれる意味

たとえば、第6章の【注目していたことの違い】においてBさんとFさんは、患者さんとのかかわりに対する個々人の経験の意味を語っていくうちに、互いの言葉に触発されつつ互いの関心事の違いを見出していった。それとともに、自身のこだわりに明確な輪郭を与えていくという営みもなされていた。

具体的には、Bさんが「自分たちが（ケアを）やり遂げられてないのに帰られちゃう」と末期状態にある患者さんの自宅への退院を捉えていたのに対して、Fさんは「私はここ（Bさんが思っていること）まで、何か足りないっていうのはそんなにそこまでは感じてないかもしれなくって」と、Bさんとの理解の違いを言い表わし、「ああいう状況であんまり（自宅に）帰るっていうことはあんまりない」ために、娘さんがしっかり介護できる構えがあり、帰ることができるのであれば、「勢いに乗って帰」すのもいいのではと思っていたと応じた。さらに「私なんかよりよっぽどたくさん（略）かかわってくれたのはBさんのほうだから」とも加えていた。これを聞いたBさんは、それまでの気がかりが解かれたかのように、「私はたぶん、その緩和ケアのところがすごい引っかかってたんだね、今まで」、「Fさんはその娘さんを見てた」、そして「私はそっちの痛みのほうにだけ目が行っていたのかなって気も今した」と。さらに「要するに医療側としての提供が不十分な状況で帰るっていうところに、たぶん不満足が」と言い、Fさんが注目していたことへの理解を示した上で、それとは違う考えをしていたことを語った。

このように、グループインタビューの場では、Fさんの、自分とは違った側面に注目した経験を足場として、Bさんが自分の気がかりの意味を探していくという作業が行なわれていたのである。ここで見出された経験の意味は、まさに対話によって協働生成されたものと言っていいだろう。この点が、グループインタビューにおいて起こっていることのひとつの側面と言える。

加えて確認したいのは、看護師たちにおける看護実践の、ここでは一人の患者さんの退院という出来事の意味が、決して「一つの固定された純粋な実在」なのではなくて、「多面的な実在、多くの解釈を容れうる実在」[15]であるということだ。つまり、グループインタビューに参加した看護師たちは、一人の患者のもとで生じるある出来事を各々が異なった視点から解釈していたことに気づきつつも、互いの解釈を排除せずに、あるいは相手の解釈に理解を示しつつ、自己の経験の意味を更新させていた。

こうした語らいをとおしてBさんが辿り着いたのは、「患者さんがいて自分がいる」という看護のあり方である。さらに、それに気づいたことに対して、「ここで話をしたから」、「この場で話をしたもんで余計に感じる」と言葉を添えていたことからも、この看護のあり方も、語りながらこのインタビューの場でともに形づくったこととして理解されていた。

もうひとつの例を見てみたい。

複数の視点を組み込む

Eさんは、グループインタビューの中で自身の経験を語りつつ、涙を拭いながら、自分の行なった患者さんとのかかわりの意味を確認していた。家族とはいろいろな話をしたり相談にのったりすることができていたが、患者さんとうまくかかわれていなかった。そのことが語られた流れで、当時、同じ病棟で働いていたDさんとBさんが、交互にEさんと患者さんとの関係をどのように見ていたのかを語っていくということが起こった。「Eさんがとても困っているという話とか、あ、困ってるなとかってのは（略）」（Dさん）、「悩みながらも足を運んでいたし。うちの人とは話をたくさんして、おうちの人も「Eさんいる?」って来ていたから（略）。こっち（患者）にはどうしたらいいんだろうって、たぶん悩んでいたんだろうなって」（Bさん）、「もしからしたら、Eさんは不満足でも、向こうは満足していたかもしれない。それはわからないもんね」（Dさん）。これらが交互に語られると、Eさんはしばらく沈黙して「涙が出てきちゃって」と口ごもった。そして、私が「残ってることがあるんですね」と言うと、「たぶん、そう、だと思うんです」と言って沈黙するが、その後に、まるで何かが氷解したかのように笑い始めた。

ここでの「涙が出てくる」からその後の「笑い」というひとつの着地にかんしても、みなで語りながら編み上げた意味の更新の結実である。たとえば、ともに働く看護師たちが悩んでいたEさんをどのように見ていたのかが、それぞれの視点から語られていく中で、「Eさんは不満足でも、向こうは満足していたかもしれない」という患者さんの視点が挿入されたように、ここでの語りは、Eさん以外の看護師の視点、患者さんの家族の視点、そして彼らが与えてくれた患者さんの視点、これらがEさんに、多様な視点から患者さんとのかかわりを意味づけさせ、それが涙を出させたのかもしれない。が、同時に、多様な視点は、涙と相まって別様の意味を生み出させ、その可能性がEさんの表情を笑いへと組み換えたのだと思われる。

これらの意味の生成は、グループインタビューでの語りが、個人的な経験や言葉が交互に述べられたものとは別のあり方をしていたことを示している。つまり、グループインタビューは、他の看護師の言葉が、自分の経験の意味を問うこと、それまでの固定していた意味を別の視点から見直すこと、そして気がかりや引っかかりが解かれて組み換えられることを可能にしていたのであり、語り合いながら〝ともに〟一つの経験を織り上げその理解を更新させていたのである。自己の経験を語りながら、そこに他の看護師の経験を挟み込み、他の看護師の経験へと理解を示すこともある。その、互いの経験の意味の交差が、互いの経験を再理解させる契機となっていた。

側面的普遍へ

このあり方は、人類学を論じたメルロ＝ポンティの論考を彷彿とさせる。彼は、「厳密に客観的方法によって得られる大上段にのしかかる普遍ではもはやなく、われわれが民俗学的経験によって、つまりたえず他人によって自己を吟味し自己によって他人を吟味することによって手に入れる側面的普遍[16]」という「普遍的なものへ向かう第二の途[17]」があると言うのだ。

ここでの「側面的普遍」は、人類学者（あるいは民族学者）が、未開の地へ赴き、そこでフィールドワークをすることを想定して論じられた事柄であるが、本書で取り組んできたグループインタビューという方法によっても、類似のことが、私も含めた参加者である看護師たちの語りの中で起こっていたと言えるだろう。つまり、メルロ＝ポンティが呼んでいる自己と他人は、グループインタビューにおけるインタビュアーである私とその参加者である看護師たちに置き換えて理解することができる。インタビューを振り返ると、インタビュアーである私自身が、他の看護師たちの経験に触れることで私自身の前提を問い、彼らの経験とともに私自身の経験を吟味していた。だからこそ、インタビューの途中で、幾度か私自身の経験も語っていた。このインタビューが、私の問いから始まっていることは言うまでもない。同時に、私自身の経験の吟味は、看護師たちの語った経験をも吟味し、新たな意味の発見、ないしは解釈が成り立っていたのだと思われる。その成立が、本書における看護実践の記述である。

しかし、本書の「側面的普遍」は、この関係に留まってはいなかった。私と看護師たちとの関係のみではなく、グループインタビューに参加をした看護師たち同士もこの吟味の関係を作り出しており、そこにおいて互いの理解が成り立っていたのである。看護師たちはインタビュー開始時から既に、自分がどのように実践しているのかを改めて考えたことがなかったりその実践自体がはっきり自覚されている営みではなかったりしたために、その議論を楽しみに参加していた。そしてまさに、実際のインタビューにおいても、語り合うことを介して自分たちの実践の仕方を問い、さらに引っかかりを残している実践の意味をも捉え直すことになった。その際に、「他人によって自己を吟味すること」、「自己によって他人を吟味すること」、そして過去の自己を今の自己によって吟味することが行なわれていたのである。こうした多重の吟味が、グループインタビューでなされていたと言える。

Dさんと C さんがインタビューの最後に語った言葉が、それを端的に物語っている。少し長くなるが、語りを引用して、それがどのように行なわれていたのかを振り返ってみたい。

D　私はまだちょっとこだわっているのが、看護師の感じ方っていうんか、パーンと患者さんのとこに入ったときに飛び込んでくるっていう最初のあの話が、何が飛び込んでくるのかっていうのは、非常に話していて面白かったし、そういうふうに考えたことなかったので、そうだよな、それってけっこうキーだよなみたいな。あれからよく考えてるんですよ（笑）。これだなーみたいな。（略）そういう視点を、それはやっぱり看護だって言える何かがそこから出てくる可能性があるんだっていうのが、非常に勇気づけられるっていうのか。（4回目、22頁）

Dさんは、1回目のインタビュー（第1部第1章）で、みなが患者さんのことをどのように見ているのかを語り合っていた際に出てきた言葉を、最後のインタビューのときまで考え続けていたと語っていた。そして、一人の看護師が語った感覚を「看護師の感じ方」という一般的な言葉に言い換えて、「そういうふうに考えたことなかった」にもかかわらず「そうだよな、それってけっこうキーだよな」、「これだなー」と語って、「看護」の営みとして探っていこうとする。このDさんの経験した了解は、他の看護師の語った実践を現わす表現が、見事に自身の経験を言い当てていたために起こったことを物語っているのではないだろうか。しかしDさんは、その場で納得し終えてはしまわない。「あれからよく考えてるんですよ」と語られたとおり、この言葉をたびたび反芻して自らの実践に照らし合わせ、「看護だって言える何か」を、この言葉が言い当てている実践を、実践しながら考えていたのである。それゆえ考えることが詰まった「実践」には、自己によって他者の言葉を吟味すること、そして他者の言葉をもとに自己の実践を吟味することが内包されていたと言える。

次いで、Cさんの語りを見てみよう。

C　たぶん、そういうところにピピピッと気がついて、パパパッと動けるというところに、何かこう、看護のすごく大事なものが詰まってるような気がして。で、うん、それをこう、自分たちも言葉で表わそうと思ってやってきたけど、ああ、難しいなあと思って（笑）。うーん、でもこれが言えたらすごく面白いし、なんかそういうところがわかってくればまたこう、看護ってこんなに面白いじゃんていうのがわかるだろうし、うん、なんかね、そう。（4回目、23〜24頁）

Dさんの語りにも見られたが、Cさんも同様に、個々人の経験を問う以前に、「自分たち」の実践をグループインタビューに参加したみなの言葉で言い表わそうとしていた。つまり、グループインタビューで語ることをとおして、みなで自分たちの実践に「詰まって」いる「看護のすごく大事なもの」を、たとえそれが難しくとも言い表わそうとしていたのである。そして目指されていたのは、「看護ってこんなに面白い」ことをわかることであった。

確認すると、ここで語られている「看護」は、「自分たち」「みな」を主語にした、みなが了解し得る営みである。つまり、参加した看護師たちは、「看護」という営みの「大事なもの」、はっきり自覚できていないためにうまく言葉で言い当てることができない営みを探ろうとして、個々の実践に立ち帰ったのであり、そして、そこから個々の実践経験、――第2部では、一人ひとりに「残っている」、「自分の看護のもと」――をたぐり寄せることになったのである。より一般的な「看護」を知るためには、個別の実践や看護経験が自ずと求められるのであり、それとの対話を介して「看護」と個別の経験の意味も見出されたのであろう。もちろん、インタビュアーである私の問いかけが、そのようにさせた可能性もあるが。

まとめよう。グループインタビューで看護師たちは、「自分たち」の「看護」を言語化することを試みる中で、個別の経験を参照し、個別の経験の表現に、それを超える「看護」の意味を見出していった。言い換えると、「看護」が「個」の経験を呼び起こし、その「個」が他人や自己の実践・経験を介して捉え直されるのと同時に、新たな実践や経験の意味を生み出しつつ、より一般的な「看護」の意味を見出していた。

これまで、個別から普遍がいかに成り立つかという議論を幾度か試みてきたが、彼らの語りから、そもそも普遍と個別とを分けて考えること自体が事実に即していないのかもしれない、と思うに至った。もちろんこれまでも、明確に両者を分けていたわけではないが。純粋な「個別」であること自体が、私たちの経験には見出され得ない。彼らの語りは、そのことを言い表わしているとも言える。

これらの議論をもとに、再度、メルロ＝ポンティの語った「側面的普遍」に戻ってみよう。彼にとってこの「普遍」は、「他国や他の時代の人びとにも接近可能となるような一個の〈拡張された経験〉を構成すること」[18]であり、「それは一つの考え方、つまり、対象が「他者のもの」である時に課せられてくるような、そしてわれわれがみずからわれわれ自身を変える必要に迫られるような一つの考え方」とされる[19]。

看護師たちの語りから生み出された実践や経験は、ここで述べられている「他国や他の時代の人にも接近可能となる」スタイルで編み上げられていたと言えるのではないだろうか。つまり、「自分たち」の「看護」に言葉を与えることを「みな」で行ない、互いの言葉に触発されて自分の経験を問い、また新たな言葉でそれを作っていく。この「作る」こと自体が既に、他者がそこに参加し得る開かれた営みとなっている。また、個別の経験についても、純粋かつ私秘的・主観的な経験が、語りによって外部へ表出されたのではなく、「みな」の言葉に触発されて吟味され、理解を更新したり意味が発見されたりしていた。この営みには、つねに他者の関与が求められ、むしろ「他者のもの」によって個別の経験の理解が拡張され、それが他の理解を認めたり可能にしたりすることを実現していたと思われる。その意味で〈拡張された経験〉をともに作り出す萌芽を、グループインタビューでの語り自体が孕んでいたと考えられる。こうした成り立ちをする「看護」は、他者の接近や理解を可能にするという意味において、さらにその理解の多様（側面）性を保障しているという意味において、「側面的普遍」を実現している。「看護実践の語り」は、「みな」で病む者に手を差しのべようとする営みにおいて、何が大切であるのかを問い直す試みであった。そこで問われたのは、ケアのもとであり「普遍」のあり方である。

注・文献

［1］M・メルロ＝ポンティ／滝浦静雄・木田元（訳）『眼と精神』みすず書房、１９６６年、２５６頁
［2］同書、２５５頁
［3］M・メルロ＝ポンティ／竹内芳郎・木田元・宮本忠雄（訳）『知覚の現象学２』みすず書房、１９７４年、37～38頁
［4］同書、59頁
［5］杉本隆久「入ることと始めること――哲学入門と哲学の再開」『KAWADE道の手帖　メルロ＝ポンティ』河出書房新社、２０１０年、２～14頁
［6］前掲書［1］、２５９頁
［7］M・メルロ＝ポンティ／竹内芳郎・佐々木宗雄・木田元・二宮敬・滝浦静雄・朝比奈誼・海老坂武（訳）『シーニュ２』みすず書房、１９７０年、14頁
［8］同書、15頁
［9］鷲田清一『哲学の使い方』岩波書店、２０１４年、52頁

［10］同書、52頁

［11］同書、66頁。鷲田はレーヴィットの議論を手がかりにしつつ、「じぶんにとってあたりまえのことに疑いを向け、他者の意見によってみずからのそれを揉みながら、（略）あくまで論理的に問いを問いつづけるそのプロセスを歩み抜く」（64頁）こと、「ほんとうに大事なことは、困難な問題に直面したときに、すぐに結論を出さないで、問題がじぶんのなかで立体的に見えてくるまでいわば潜水しつづけるということ」（67頁）と言う。

［12］前掲書［7］、18頁

［13］同右

［14］前掲書［1］、267頁

［15］M・メルロ＝ポンティ／竹内芳郎・粟津則雄・海老坂武・木田元・滝浦静雄（訳）『シーニュ1』みすず書房、1969年、190頁

［16］同書、193頁

［17］同右

［18］同右

［19］同右

あとがき

驚いたことに、本書のもとになった研究に着手してから、既に十二年余りが経ってしまった。あの頃より、私は、具体的な実践から〝看護の実践知〟を導き出すことを目論んできた。言語化が難しい実践、それを僅かながらでも言葉するにはどうしたらいいのか、と考えあぐねて選び取った方法の一つが、グループインタビューだった。本書で紹介したとおり、参加者の〝みな〟で自分自身の、そして自分たちの看護を語り合う中で、新たな言葉が生まれてくる可能性がある。これを頼みに試みた。その試みから、多様な看護実践の記述が生み出された。

私にとって本書に登場してくれた看護師さん方との出会いは、ほんとうに大きいものだった。何よりも、臨床経験がたったの二年しかない私は、看護実践の特徴の多くを、この研究で生まれた言葉から学ぶことができた。自身の臨床経験や教員となってからの実習指導の経験は、確かに私の〝看護のもと〟となっているが、本書で記述した言葉は、その看護実践のもとに輪郭を与えてくれた。看護について話すいろいろな機会に、「見えてくる」、「大丈夫を感じる」、「映像に追いつくように動いていく」、「普通の感覚」などの表現を使うが、いずれも本書で登場した看護師さん方の使った言葉を参照している。本書を著してみて、改めてこのことに気づかされた。彼らの言葉のユニークさと奥深さにも。

さらにグループインタビューは、複数人での語らいが看護実践のあり方を浮かび上がらせるのだということを実感する機会となった。毎回のグループインタビューはとても〝充実〟しており、ともに楽しむことができ、多くの発見もした。六名の参加の仕方にも〝すごい〟と思わされた。彼らはグループインタビューで見出した言葉を、実践で練り上げ、またインタビューで語り直し、実践に組み込んでいく。言葉が生まれ、実践とともに言葉が洗練されていく、その現場に立ち会うことの幸せと驚きを経験させてもらった。

分析をとおして、あるいは、分析を終えての驚きも経験させてもらった。グループインタビューと一言で言っても、語られた内容は、あるいは語りのスタイルは様々だった。新人だった頃、あるいは既に五〜七年以上も前のことを思い出して語る、その語り方、数年前の未だ消化しきれていない経験の語り、数日前あるいは昨日のことを、現在進行形で語るその語り方。出来事が昔であるというだけではなく、消化できていない、今も考え続けている、一緒に経験した人がいる、何度も振り返って来た経験であること等々……こうした経験の成り立ち方の違いは、自ずと分析の視点や記述のスタイルを変えることになった。本書を導いているのは、現象学という哲学（思想運動）であるが、現象学が自らを〝現象学的実証主義〟と言って強調するのは、徹底して事実に即してその成り立ち方や構造を問うこと、その問い方までをも事実に即して定めていくためである。この徹底した〝実証主義〟の態度に徹しようとして進めたグループインタビューの分析が、語り方によって分析と記述のスタイルを大きく変えるという結果を導いた。最後の章の分析をしつつ、このことに改めて気がついたのだが、一つの研究であっても、分析の仕方が違ってくることは、これまであまり想定していなかったかもしれない。また一つ、事象に学んだことが増えた。

既に記したとおり、最初に研究に着手してから一冊の本に結実するまでに多くの時間を要した。当初、まとめるまでを五年ぐらいと予定していた。参加者の皆さんにもそう伝えていた。倍以上の年月を要したのは、私のプランの問題である。他方で、長きにわたる時間は、多くの方や多くの機会から、多様な視点で看護の語りを問い直すことを教えて頂く機会となった。

特に、首都大学東京大学院人間健康科学研究科において、二〇一三年度から開講している博士後期課程の科目「看護哲学Ⅰ・Ⅱ」での議論からは、多くのヒントを頂いた。非常勤講師として、毎回の授業にお越し下さる東京大学大学院教授の榊原哲也先生、たくさんの予習を必要とする授業に、果敢に取り組んでいる大学院生の皆さん、そして、多くの聴講生の皆さんに感謝いたします。

また、二〇〇九年に始めた「臨床実践の現象学研究会」では、毎月、現象学的研究の発表と議論を繰り返してきた。ここでの議論からも多くの示唆を頂いた。なお、本研究会は、二〇一五年八月に「臨床実践の現象学会」として再出発しているが、月に一度の研究会は、変わらず続けている。

本書の完成に合わせるように、ゼミ生が博士論文を書き上げた。新たな研究が産声をあげる場に居合わせることができたことに、その営みに、本書の執筆も含めていろいろな意味で伴走できたことを嬉しく思う。実際には、ゼミ生たちの勢いに押されて、本書を書きあげたのだが。

最後に改めまして、グループインタビューに始まり、十数年にわたり拙文をご確認頂くなどのご協力を頂きました六名の看護師の皆さまに、心より御礼申しあげます。皆様の豊かな看護実践と熱い語らいがなければ、本書は生まれませんでした。また、六名の看護師の皆さまが所属する病院の看護部長様はじめ、看護部の皆様には多くのお力をお借りしました。本当にありがとうございました。

新曜社の魚住さんが丁寧なお手紙を下さり、塩浦さんとともに研究室を訪れて下さったのは、二〇〇八年でした。年に数回、幾つかの会議や学会の大会等でお目にかかったそのたびに、さりげなく声をかけて頂きました。お二人の見守りがなければ、一冊の本としてまとめることはできなかったと思います。特に、塩浦さんには、言葉が生まれるのを待つことを教えて頂き、また丁寧な編集もして頂きました。心から感謝いたします。

二〇一六年二月

西村ユミ

初出一覧

本書のいくつかの章は、既に他の媒体で紹介してきたが、いずれも、本書の内容に合わせて大幅に加筆・修正・編集をしている。初出を記して、議論の場を頂いたことの感謝にかえたい。

序章

西村ユミ「看護実践はいかに語られるのか？ ── グループ・インタビューの語りに注目して」『質的心理学フォーラム』2010, 2, 18-26.

西村ユミ「3章　看護実践はいかに語られるのか？ ── グループ・インタビューの語りに注目して」川野健治・八ッ塚一郎・本山方子（編）『質的心理学フォーラム選書 2　物語りと共約幻想』2014（pp.33-55）新曜社．

第1部

第1章

西村ユミ「〈動くこと〉としての〈見ること〉」 ── 身体化された看護実践の知」石川准編『身体をめぐるレッスン3　脈打つ身体』2007（pp.127-152）岩波書店．

第2章

西村ユミ「看護ケアの実践知 ── 『うまくできない』実践の語りが示すもの」『看護研究』2011, 44(1), 49-62.

第3章

西村ユミ・榊原哲也「看護実践の構造 ── フッサールの志向性概念との対話」『ケアの現象学の基礎と展開、科学研究費補助金基盤研究（B)、代表者：榊原哲也（東京大学）報告書』2013（pp.161-169）

第2部

第4章

西村ユミ「ケアの意味づけに立ち会う ── メルロ＝ポンティの視線に伴われて」『思想』2008, 11(1015), 183-199.

た行

な行

索　引

著者紹介

西村ユミ（にしむら　ゆみ）

首都大学東京健康福祉学部／大学院人間健康科学研究科教授
2000年日本赤十字看護大学大学院看護学研究科博士後期課程修了。博士（看護学）。同大学講師，静岡県立大学看護学部助教授，大阪大学コミュニケーションデザイン・センター准教授を経て，2012年より現職。
主な著書に，『語りかける身体 ── 看護ケアの現象学』（ゆみる出版，2001年），『交流する身体 ──〈ケア〉を捉えなおす』（NHK BOOKS，2007年），『看護師たちの現象学 ── 協働実践の現場から』（青土社，2014年）などがある。

新曜社

看護実践の語り
言葉にならない営みを言葉にする

初版第1刷発行　2016年3月20日

著　者　西村ユミ
発行者　塩浦　暲
発行所　株式会社　新曜社
101-0051　東京都千代田区神田神保町3－9
電話（03）3264-4973（代）・FAX（03）3239-2958
e-mail : info@shin-yo-sha.co.jp
URL : http://www.shin-yo-sha.co.jp

組　版　Katzen House
印　刷　新日本印刷
製　本　イマヰ製本所

ISBN978-4-7885-1468-3 C1047

新曜社の本

緩和ケアのコミュニケーション
希望のナラティヴを求めて
S・レイガンほか
改田明子 訳
四六判336頁
本体3600円

ひきこもり
親の歩みと子どもの変化
船越明子
四六判192頁
本体1800円

ステロイドと「患者の知」
アトピー性皮膚炎のエスノグラフィー
牛山美穂
四六判224頁
本体2100円

不妊治療者の人生選択
ライフストーリーを捉えるナラティヴ・アプローチ
安田裕子
A5判304頁
本体3800円

病いの共同体
ハンセン病療養所における患者文化の生成と変容
青山陽子
A5判320頁
本体3600円

精神疾患言説の歴史社会学
「心の病」はなぜ流行するのか
佐藤雅浩
A5判520頁
本体5200円

＊表示価格は消費税を含みません。